原来甲状腺这么重要
——守护你的甲状腺

主编 彭林

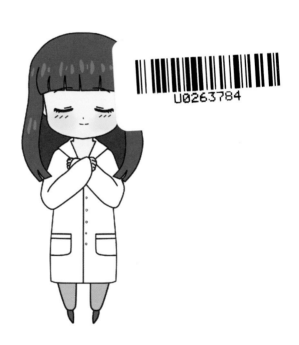

SPM 南方出版传媒
广东科技出版社 | 全国优秀出版社
·广 州·

图书在版编目（CIP）数据

原来甲状腺这么重要：守护你的甲状腺 / 彭林主编. —广州：广东科技出版社，2018.1（2021.1重印）
ISBN 978-7-5359-6805-0

Ⅰ. ①原… Ⅱ. ①彭… Ⅲ. ①甲状腺疾病—防治
Ⅳ. ①R581

中国版本图书馆CIP数据核字（2017）第228536号

原来甲状腺这么重要——守护你的甲状腺
Yuanlai Jiazhuangxian Zheme Zhongyao——Shouhu Ni de Jiazhuangxian

出 版 人：朱文清
责任编辑：曾永琳
责任校对：梁小帆
责任印制：彭海波
出版发行：广东科技出版社
　　　　　（广州市环市东路水荫路11号　邮政编码：510075）
http://www.gdstp.com.cn
E-mail：gdkjyxb@gdstp.com.cn（营销）
E-mail：gdkjcbszhb@nfcb.com.cn
经　　销：广东新华发行集团股份有限公司
排　　版：广州市友间文化传播有限公司
印　　刷：广州一龙印刷有限公司
　　　　　（广州市增城区荔新九路43号1幢自编101房　邮政编码：511340）
规　　格：787mm×1092mm　1/16　印张10.5　字数320千
版　　次：2018年1月第1版
　　　　　2021年1月第2次印刷
定　　价：48.00元

如发现因印装质量问题影响阅读，请与承印厂联系调换。

编委会

主　　编：彭　林

编　　委：陈慕贤　徐晓宇　杨梓辉

　　　　　邓晓颖　黄　侃

指导专家：蒋宁一　徐　波　雷尚通

🌱 序言

　　我当医生的初衷并没有济世为怀那样伟大，而只想实实在在帮助更多人，能帮到别人我就会很有成就感并享受其中。

　　在临床一线工作多年，我几乎每天都会接触到很多焦虑的患者，他们当中有很多人对疾病本身的了解并不多，还有一些人则在察觉到身体不适后便会本能地先看书或上网查资料。但可惜的是目前流传的疾病知识中，有不少是不科学的谣言，另有一部分知识虽然正确却充满晦涩难懂的专业术语。可以说患者们很难找到一个把疾病科学准确地说清楚的地方。甚至还有患者因误信坊间谣言而耽误治疗，并因此遭受不必要的痛苦和经济损失，每每遇到这些情况我都会感到非常惋惜。

　　我认为作为一个医生不仅要帮患者治病，还有责任帮患者了解和预防疾病。为了将疾病知识传播得更广，2008年起我就在一个在线医疗平台上发表科普文章，回答患者咨询，至今已为2000多名患者提供帮助。随着新媒体的发展，更多的交流平台给我提供了向大众科普的新渠道。2015年我们开通了第一个微信公众号"医和你守护甲状腺"，萌萌的漫画配上通俗易懂的文字解说，一推出就广受好评。经过"医和你团队"一年来的努力，我们的公众号现已吸引10多万的粉丝，单篇阅读量最高超过400万次，其他多篇阅读量都在10万次以上。然而根据这些年来写科普文章及应答咨询的经验，除了网络上这些图文并茂的片段或科普文章，我想或许这些在求医路上焦头烂额的患者们更需要一本在遇到疾病时能把疾病说清楚的书，所以我们将图文整合成这本更系统、更全面的《原来甲状腺这么重要——守护你的甲状腺》。

　　今后我与我的团队会继续为大家服务，在科普的路上继续前行。本书内容均为助手们从海量患者咨询中精选出来的甲状腺问题，再加上专家详解精心编辑而成。我们的目的是让大家更新对甲状腺的认识，给患者朋友们更全面的启发。不过有一点要提醒的是，这本书只负责科普，治病的事还是要交给医生，每一位患者的情况都不相同，最终的诊断和治疗方案还是要听医生的。

　　"医和你团队"不仅守护你的甲状腺，还要守护你全身心的健康，往后我们将陆续推出其他系统疾病的科普图书，帮助大家科学地认识更多疾病。

　　如果可以的话，我希望大家永远别因生病而来与我相见，祝大家身体健康，远离各种疾病。

2017 年 10 月

目录

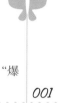

1

01

Hello! 甲状腺

这年头，单位体检，很多人莫名其妙就查出有甲状腺结节。

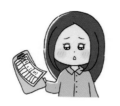

> 苍天啊，这是什么？
> 不是癌症吧？

淡定淡定，甲状腺结节，其实没那么恐怖！在向大家介绍甲状腺结节之前，咱们不妨先来认识一下。

一、甲状腺，是个啥子东西？

甲状腺蜗居在人体脖子正中，位于甲状软骨下方，紧贴在气管第三、第四软骨环前。简单一点说，它大致坐落于锁骨上方。甲状腺的外形像一只蝴蝶，如同盾甲一样守护着气管，因此被命名为"甲状腺"。

以气管为中轴线，位于人体左侧的甲状腺被称为"甲状腺左侧叶"，位于人体右侧的甲状腺被称为"甲状腺右侧叶"。位于气管正前方、连接双侧甲状腺的中间部位，叫作"峡部"。

正常情况下，各个部位的甲状腺都拥有各自傲人的"三围"：长2.5~4.0cm，宽1.5~2.0cm，厚1.0~1.5cm。如果甲状腺突然"长胖了"，那就说明它可能遇到了来自疾病的麻烦。

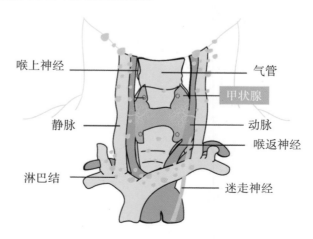

在甲状腺的周围，居住着许多"邻居"：与甲状腺相依为命的气管，住在甲状腺"翅膀"后面的甲状旁腺，重要的生命通道——颈动脉和颈静脉，还有喉上神经、喉返神经等多条功能不同的神经，当然还有遍布颈上的淋巴结……看来，甲状腺的生存环境，真是一点也不简单！

二、甲状腺，它是干啥用的?

尽管甲状腺看上去美丽又柔弱，但它是非常重要的内分泌腺体。

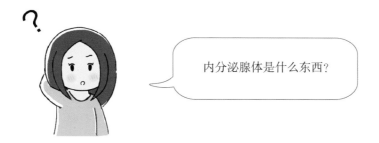

内分泌腺体是什么东西?

所谓的"内分泌腺体"，简单来说就是负责分泌激素的东西。许多朋友或许听到"激素"就害怕，但实际上，在人的生长发育与日常生活中，离不开各种功能不同的激素。因此，大家不能戴着有色眼镜看激素哦!

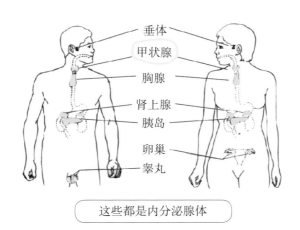

垂体
甲状腺
胸腺
肾上腺
胰岛
卵巢
睾丸

这些都是内分泌腺体

回来继续说甲状腺。甲状腺作为一个大型激素生产基地，专门负责生产甲状腺激素。

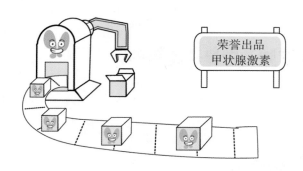

说到甲状腺激素，它可是让你"颜值爆表"、智商"爆棚"、走上人生巅峰的必备良品！具体说来，它的功能主要有三个：

甲状腺激素的三个功能

增加耗氧量：促进新陈代谢。

长个：对骨骼的生长发育和成熟尤为重要。

长脑：少了它，新生儿会智力低下，儿童会生长迟缓，成人会记忆力减退、反应迟钝。

不过甲状腺激素的供给必须符合人体的需求，多一分或少一分，都会给人体带来麻烦，只有供需平衡，才是健康状态。

三、甲状腺里面是怎样的?

我们不妨再来深入地了解一下甲状腺。

其实人体，归根结底是由无数个不同特征的细胞组成的。比如大脑里有脑细胞，皮肤里有上皮细胞，血液里有红细胞……甲状腺也是一样的，甲状腺中也有许多不同的细胞，其中滤泡细胞和C细胞是"主力军"。

如果说甲状腺是一个激素生产工厂，那么细胞就像是制造甲状腺激素的车间，或者说工人。碘在细胞中经过各种生化反应最终生成甲状腺激素，并最终储存在细胞中。

 甲状腺滤泡细胞　　　　　　 甲状腺C细胞

所有的甲状腺疾病，归根结底都可以说是细胞出现了问题。比如原本好好排列着的细胞突然开始"花式拗造型"，就可能出现甲状腺结节；比如原本善良的细胞，突然发生基因变异了，就可能出现甲状腺癌；比如大水冲了龙王庙，人体自身的免疫细胞把甲状腺细胞给揍了个生活不能自理，就可能出现甲状腺功能的波动以及甲状腺炎……

总之，甲状腺虽小，发生故障以后导致的问题可一点儿也不小！因此，在对甲状腺有了初步的了解后，我们不妨一起来更加深入地认识一下关于甲状腺的种种。

02

教你看懂甲状腺
功能报告单

提起检查报告，你会想到什么呢?

淡定，看不懂才是正常的，看懂就成神了!

之前我们提到过，对于傲娇的人体

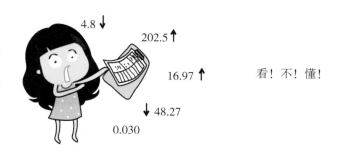

看！不！懂！

而言，甲状腺激素的量必须刚刚好才行，多一分或者少一分，都会给身体带来麻烦。

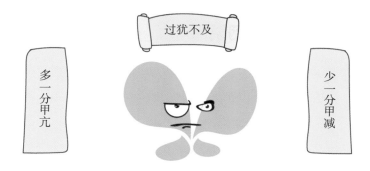

过犹不及

多一分甲亢

少一分甲减

那我们如何才能知道甲状腺激素的量是不是正好呢? 答案是：抽血，做个"甲状腺功能检查"，即常说的"甲功"。

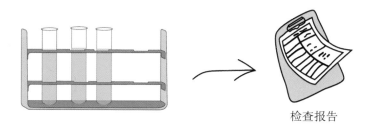

检查报告

通过查看血液中的几个核心指标，就能从侧面了解甲状腺的运转情况。

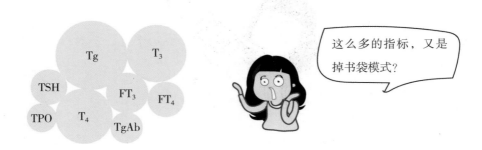

这么多的指标，又是掉书袋模式？

不不不，我们在本章里，打算唠几个"相爱相杀"的故事给你听。

一、从一场包办婚姻说起

故事发生在"甲家"……这指的是甲状腺里的一个细胞，不是《红楼梦》里的那个。

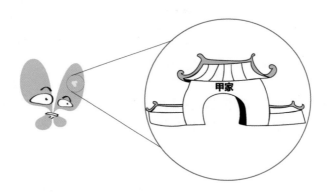

女主角叫作Tg，甲家大小姐，全名甲状腺球蛋白。唉，家境太好，吃得太胖，所以从来都是大门不出，二门不迈，常年蜗居甲府。

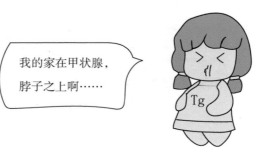

我的家在甲状腺，脖子之上啊……

男主角叫作小碘，对，就是碘盐里的那个小碘，高颜值穷小子一个，祖上与甲家结为姻亲，世世代代倒插门，无论在人体里如何流浪，最后都会到甲家去提亲。

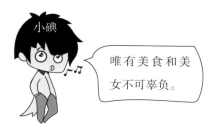

唯有美食和美女不可辜负。

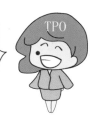

不经"酶婆"催化的婚姻是无效的。

虽说是世代姻亲，但大户人家，结亲也离不开"媒妁之言"，小碘和Ｔg的御用"酶婆"——TPO，全名甲状腺过氧化物酶。作为一个专业"酶婆"，它只服务于小碘和Tg，不接私活。

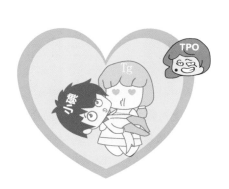

小碘与Tg成亲之后，在"酶婆"手把手的教导下，之后的事情……咳咳，你们懂的！

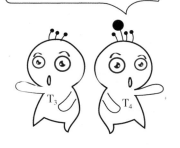

我们很萌，但很有用！

很快，Tg和小碘合体，催生出T_3、T_4两兄弟，它们的区别在于哥哥T_4多继承了一个碘分子。

T_3、T_4就是传说中的甲状腺激素，它可以让人情商"爆棚"、智商"爆表"。

其实，像"甲家"这样的细胞，在甲状腺里有数百万个，每时每刻都在上演着这出包办婚姻的戏码。

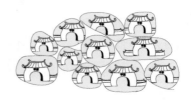

二、兄弟联手闯江湖

话说T_3、T_4两兄弟也是江湖高手，一般不会轻易离开甲家大院，直到钦差大臣TSH出现。

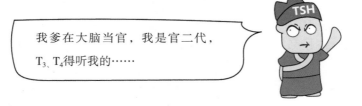

TSH，全名促甲状腺激素，是传递大脑信号的信使，负责催促T_3、T_4游历江湖，为人体做出贡献。当血液内T_3、T_4减少时，TSH就变多；当血液内T_3、T_4增多时，TSH就减少，以维持人体江湖的平衡。

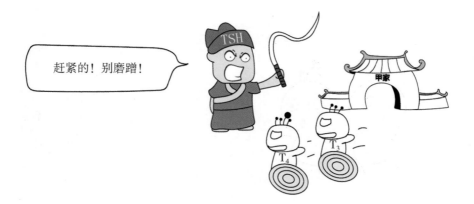

这日，TSH"下旨"，T_3和T_4两兄弟雄赳赳气昂昂进入了血液，准备赶往全身各个器官干活。

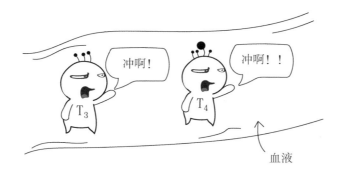

然而，自古英雄难过美人关，刚出甲家大门，他们就遇到了血液里的"蛋白"小姐。两者一见倾心，瞬间合体。

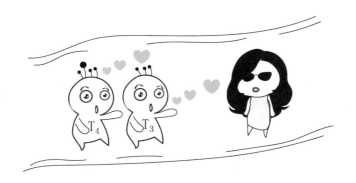

"蛋白"小姐是生活在血液中的"白富美"，有着不同的种类，统称"蛋白"小姐。于是，血液里的大部分T_3、T_4的状态变成这样了：

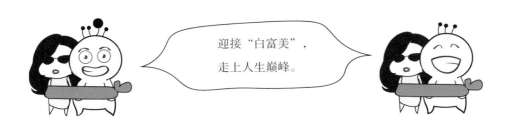

它们的俗名叫"恩爱狗"，拖家带口安稳过日子，发挥不了太大的作用了。但仍有那么一小撮，不为美色所动，坚定实现理想：

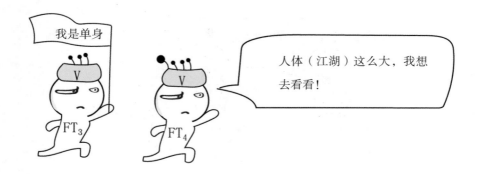

它们叫作FT$_3$、FT$_4$，中文名叫游离T$_3$、游离T$_4$，F就是free的缩写，人们也叫它们自由战士。FT$_3$和FT$_4$的数量虽少，却是最大功臣，会随着血液去往全身各处，它们的异常往往与甲亢或甲减直接相关。

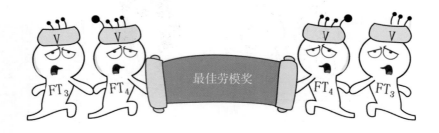

FT$_3$与T$_3$、FT$_4$与T$_4$加起来，就叫作总T$_3$、总T$_4$，也就是检查报告单上的TT$_3$、TT$_4$。

三、当江湖风云再起

大家拿到"甲功"检查报告时，数字和箭头往往令人头大。针对最常见的5项，教大家一个简单粗暴的方法了解自己到底出现了怎样的问题：

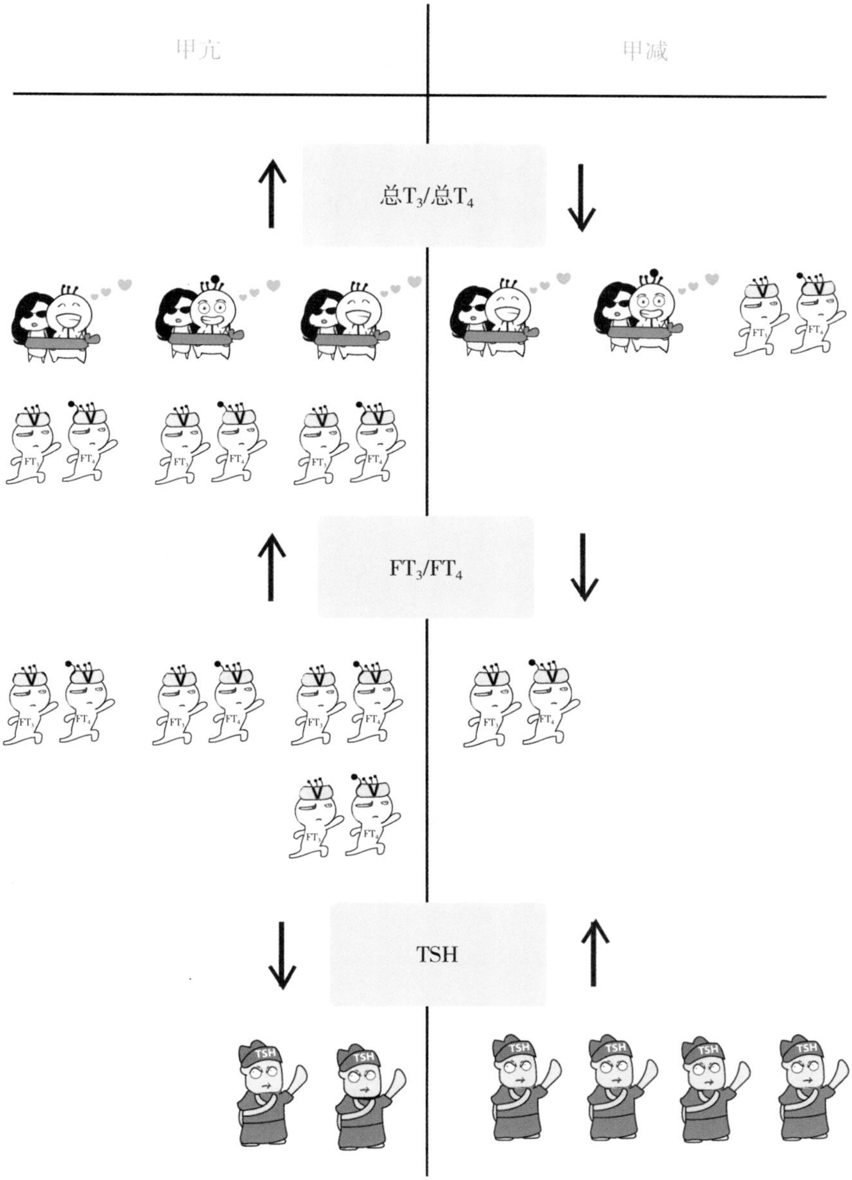

甲亢　　　　　　　　　　甲减

↑　　总T$_3$/总T$_4$　　↓

↑　　FT$_3$/FT$_4$　　↓

↓　　TSH　　↑

013

这几项指标，不一定同时升高或降低，往往是其中的某一项或者几项出现岔子。这里提到的甲亢、甲减并不算疾病名，而是指甲状腺功能亢进或减退，反映的是甲状腺基地的运转情况。

四、大门大户，少不了"贵圈真乱"

完整的甲功检查报告上，除了总T$_3$、总T$_4$、FT$_3$、FT$_4$和TSH这5项，还有Tg、TgAb（甲状腺球蛋白抗体）和TPO抗体3项。不过它们并不是必须要查的项目，而是通常用来帮助医生了解甲亢或者甲减的病因，所以医生会判断是否需要检查。

首先，是我们的Tg大小姐，正常情况下，她偶尔也会出门散个步，但血液中散步的大小姐人数基本是稳定不变的。如果血液中出现Tg增高，说明甲状腺细胞已经被破坏了，但具体是哪种疾病往往不能明确。

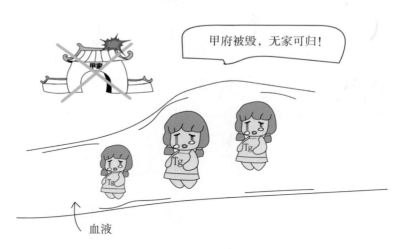

另外，甲状腺癌也会向血液中分泌Tg，当接受手术将甲状腺全切了之后，血液中的Tg值的高低，可以帮助判断癌症有无复发和转移。

其次，是一个新冒出来的家伙——TgAb，全名甲状腺球蛋白抗体。它破坏Tg和小碘的幸福生活。血液中TgAb的出现和升高，往往意味着出现了甲状腺自身免疫性疾病，如某些类型的甲亢或者桥本氏病。

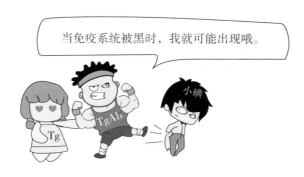

另外，还有一个叫A-TPO的家伙，它也叫TPOAb或TPO抗体，全名甲状腺过氧化物酶抗体。一般当甲状腺出现炎症时，它就会趁乱绑架"酶婆"TPO，破坏甲状腺的正常生育和运转。

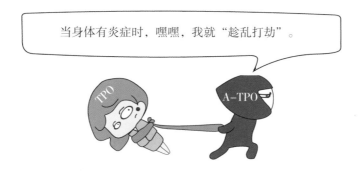

TPO的出现和升高，往往提示甲状腺存在炎症，如弥漫性甲状腺肿、甲状腺炎，或甲状腺手术后体内的炎症等。

讲了这么多，你还迷糊吗？哈哈，想必里面新冒出来的许多名词依然让你迷惑不解吧？其实，这些指标并不能直接帮助医生判断你得了什么疾病，还要加上超声报告、病史情况等，才能真正判断一个人的病情，不过，那都是医生的事儿了。

至于本章里的这一堆新名词都是啥？别着急，在后面的章节里，你会一个一个地熟悉它们！

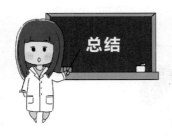

1. 甲状腺激素包括T_3、T_4，TSH负责催促甲状腺生产T_3、T_4并将它们赶入血液。

2. 碘与甲状腺球蛋白必须在"酶婆"——TPO的帮助下才能生产出T_3、T_4。

3. T_3、T_4升高时，TSH就降低；T_3、T_4降低时，TSH就升高。

4. 如果出现了抗体升高，可能说明身体里的免疫系统出现了问题，或者说明体内存在炎症。

03 甲状腺的"战痘记"

我们生活在节奏快、工作忙、压力大的时代里，身体里的器官也常年与我们一起加班加点、没日没夜地干活，时间一长，难免就会出问题。甲状腺结节，就是最常见的问题之一。

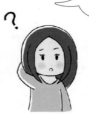

那结节又是什么呢?

一、甲状腺结节，到底是个啥?

"结节"在汉语词典中的解释是：生物体表面或内部组织中圆形的小突起。就像绳子打了结一样，不再柔顺丝滑。那么甲状腺结节，无非就是甲状腺表面或内部，一个个结构异常的团块。

我们不妨来直观地理解一下：如果将甲状腺放到显微镜下，我们能看到正常的甲状腺细胞排列整齐，勤勤恳恳地制造甲状腺激素。

我们都是好孩子

当甲状腺过劳出现问题时，细胞就不再按照原本规定的方式排列，而是以一种奇怪的姿态抱成一团，形成一个突起。这个突起，就是甲状腺结节。

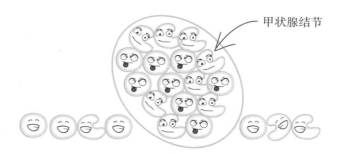

甲状腺结节

如果将正常的甲状腺细胞称为"好孩子"，那么构成甲状腺结节的细胞就像一群调皮的"熊孩子"。从本质上来说，它们并不坏。

甲状腺上突起的一个个结节，就像我们的脸上长出的小痘痘。

以往体检，医生用手摸脖子的"触诊"，能识别到的最小的甲状腺结节直径也就是1cm；如今科技越来越发达，超声检查已经能识别出直径1mm的结节。

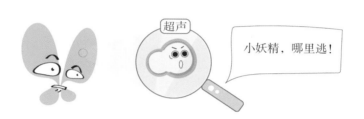

超声

小妖精，哪里逃！

所以，这些养在深闺无人识的结节们就这样原形毕露。大量"吃嘛嘛香身体倍儿棒"的无辜群众就这样被打上"甲状腺结节"的标签，生生吓出一身冷汗。

二、为什么会得甲状腺结节？

我到底做错了什么，招惹了什么？

然而，满城尽是甲状腺结节，除了超声的火眼金睛日益给力，更多还是人们自己作出来的。不过人活一世，焉能不作？甲状腺结节，主要和这几大因素相关。

A. 被放射线荼毒过

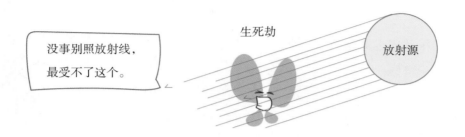

唉,私心想着,被原子弹袭击过和发生过核泄漏的地方,应该中毒极深。部分矿石收藏爱好者,也得小心漂亮的具有放射性的矿石。

B. 压力山大

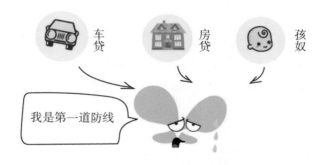

每一分压力,都像是抽在甲状腺身上的小鞭子,逼着它加班加点,以支撑我们焦躁不安的身体……

C. 你是女人

什么?!是女人也有错?不不不,你没错,但数据显示,甲状腺长结节的男女比例是1:3。据说,这与女人体内任性的

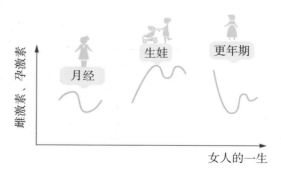

雌激素、孕激素水平波动有关。

所以，如果女性打算生二胎，除了看好子宫，也别忘记了守护好甲状腺！

D. 吃碘太多或太少

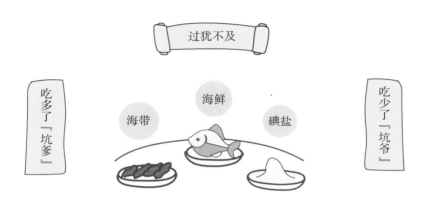

想当年，内陆地区普遍缺碘，满地大脖子病；然而，某些沿海地区长期高碘饮食，也有人中招。

三、查出甲状腺结节，那该怎么办？

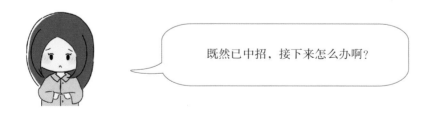

既然已中招，接下来怎么办啊？

唠叨了这么多，你应该最想知道，甲状腺结节到底是好是坏？它跟癌症有关系吗？我该怎么办呢？

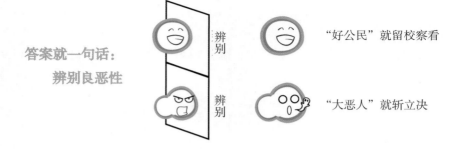

答案就一句话：
辨别良恶性

"好公民"就留校察看

"大恶人"就斩立决

不过，这说起来容易，做起来却不轻巧。

首先，要复查超声。多数情况下，体检只是个初筛，查出了甲状腺结节，担心结果不准，所以最好找专科医生就诊，再复查个超声。

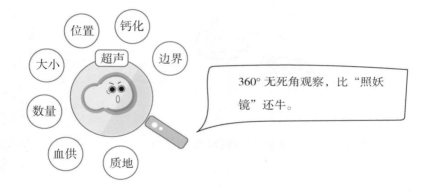

据说，优秀的超声科医生判断良恶性的准确率高达90%以上。复查一下，心就安了。

其次，再抽血做个甲状腺功能检查。

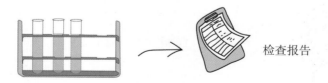

顾名思义，甲状腺功能检查，就是看甲状腺有没有正常工作，生产基地是否运转正常。至于"甲状腺功能"到底是什么，之后的章节里会和大家详细介绍。

如果遭遇纠结，那不妨选择穿刺活检。

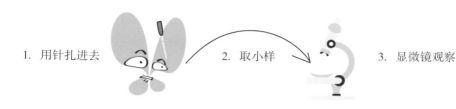

1. 用针扎进去　　　2. 取小样　　　3. 显微镜观察

穿刺活检基本可以盖棺定论，也被称为判断结节是否癌变的"金标准"。不过也有例外，比如当癌细胞较少的时候，没有穿刺到癌细胞也是可能的。如果没有穿刺到癌细胞超声却高度怀疑是癌，就要提高警惕，定期复诊。

由于穿刺是一种有损伤的检查，在超声准确度大大提高的今天，它已经不怎么招人待见了。但在超声无法准确判断的时候，穿刺活检的辅助能够大大提高医生诊断的准确率。

四、遇到甲状腺结节，要不要治疗？

不要着急，查出了甲状腺结节，具体要怎么处理，分成四种情况来考虑：

1. 良性小结节　【刷个存在感而已】

在体检查出的甲状腺结节中，有将近一半的情况是这样的：

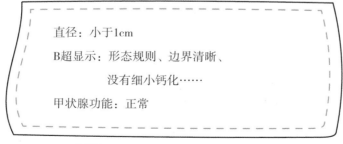

直径：小于1cm

B超显示：形态规则、边界清晰、
　　　　　没有细小钙化……

甲状腺功能：正常

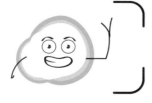

我没有恶意，只是上个镜，露个脸，提醒老板要爱惜身体哦！

针对这类结节，大可放宽心，对策基本可以归结为：天空飘来5个字——这都不是事！唯一需要做的是：保持观察，6~12个月复查1次。

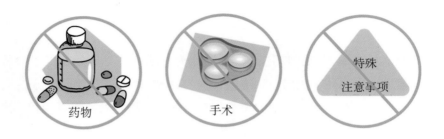

2. 激进的良性结节　【动静闹得有点儿大】

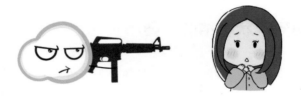

有一些良性结节比较激进，扰乱甲状腺基地的安全生产，甚至还可能威胁老板的生命，比如：

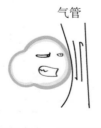

长得太大，压迫了气管和周围组织

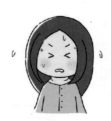

脖子太粗，影响到生活质量

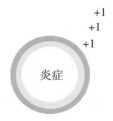

炎症反复发作

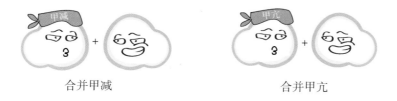

合并甲减   合并甲亢

遇到这样的结节，就算是良性的也不能忍啊！得让它接受"制裁"，根据结节的"三六九等"，"制裁"的方案也不一样。

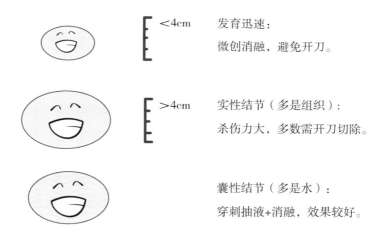

<4cm　发育迅速：
　　　微创消融，避免开刀。

>4cm　实性结节（多是组织）：
　　　杀伤力大，多数需开刀切除。

　　　囊性结节（多是水）：
　　　穿刺抽液+消融，效果较好。

这里提到的"微创消融"和"开刀手术"都是具体的治疗方法，我们将在之后的章节里详细介绍。由于每一个患者的病情、体质各不相同，治疗方案也会有一定差异，到底适合哪种治疗方案，一定要充分与医生沟通！

3. 良性转恶性 【你变了！】

有一些结节比较尴尬，它既非良性结节，也非恶性结节。要知道，世道多变，饱经沧桑的人会变，结节当然也会。

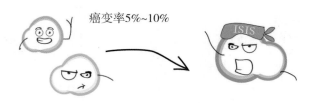

癌变率5%~10%

遇到一个正在经历沧桑走向癌变的结节，如果仅仅因为一点癌变的可能就赶尽杀绝，那就和"暴君"无异了。因此，遇到这种看起来阵营不明的结节，不妨先放松心态，加强监控，定期复查。它要是老老实实，那就继续观察；一旦发现它要搞事情，就及早治疗，早早灭掉！

4. 癌症　【恐怖组织的节奏】

定义良恶性，并非看结节的大小，而是看本质。如果超声检查报告是这样的：

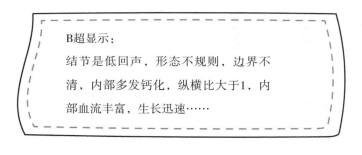

B超显示：

结节是低回声，形态不规则，边界不清，内部多发钙化，纵横比大于1，内部血流丰富，生长迅速……

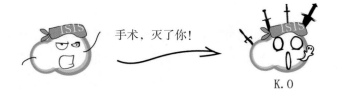

手术，灭了你！

K.O

不过，不用那么紧张，甲状腺癌算是相对"温和"的癌症，它的转移和侵袭没其他癌症那么疯狂，早期手术，多能"斩草除根"，生活依然是可以幸福又快乐的！

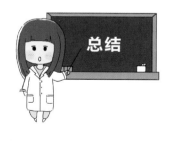

1. 甲状腺结节，就是正常的甲状腺细胞，堆成了一个不正常的形状。
2. 甲状腺结节的发生原因不明，但普遍认为与接触放射线、压力大、内分泌失调、碘摄入等有关。
3. 发现甲状腺结节，超声检查是首选，穿刺活检可以作为辅助。
4. 甲状腺结节并不一定都需要治疗，关键还要看它的性质、大小和病情进展。

扩展阅读：

一、甲状腺结节和甲状腺腺瘤，到底有啥区别？

一些朋友拿到超声报告后，发现结论部分写着"甲状腺腺瘤"，于是大家都懵了——

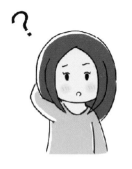

我只听说过结节，腺瘤是什么？这和说好的不一样！

在这里，我们不妨来认识一下，甲状腺腺瘤到底是什么？它和结节有什么区别？

　　● 两者的外形、检查和治疗都差不多！

　　从外形来看，腺瘤与结节差不多，都是甲状腺上长出的一块突起的肿物，因此，无论是检查方式还是治疗方式，两者都差不多。

　　只要结节或腺瘤依然是良性的，治或不治，依然走的是这个套路：

　　<1cm：定期复查，保持观察，不必治疗；

　　1~4cm或长大速度很快：根据情况考虑消融手术或开刀手术治疗；

　　>4cm：开刀手术。

　　● 两者的根本区别在于本质——基因。

　　前面我们提到，甲状腺结节是好细胞堆成了一个坏形状，归根结底，良性甲状腺结节中的细胞依然是正常的甲状腺细胞。

　　但甲状腺腺瘤虽然外形与甲状腺结节相似，但其细胞中的基因已经发生了良性变异，甲状腺腺瘤中的细胞已经不再是正常的甲状腺细胞。但细胞的良性变异并不是指它已经恶变成为癌细胞，因此大家也不必焦虑，只要甲功正常，也只需要按照正常频率，半年到一年复查一次即可。

二、甲状腺结节，喝中药到底有没有用？

　　在甲状腺结节的治疗中，许多朋友都会问："甲状腺结节只能手术治疗吗？吃药能不能让它变小？吃散瘀的中药有没有用？"

　　答案是：现阶段没有任何证据证明中药对缩小已有的甲状腺结节有效。

　　当然，针对这样的结论，往往会衍生出许多不同的意见及争论，我们可以将这些争论观点总结成三派：

　　坚决赞成派："看见没！医生都说中药没用！我就知道中药没用，特别坑！"

　　坚决反对派："胡说八道！医生自己喝过吗？我自己喝过，我的结节就是喝中药喝没的，我就是证据！"

　　摇摆不定派："虽然不知道到底有没有用，但可以先试试嘛，万一真的有效呢！"

关于这个答案，首先，要来理解这句话——"没有证据证明有效"。

对这句话理解的不同，可以说是传统医学与现代医学两种思维方式的不同。传统医学依靠的主要是经验，治好一个是一个，但也可能完全治不好；现代医学推崇找到致病的原因再治疗，只有这种方法能治愈大部分人，或对大多数人有效，才会宣布这种治疗方式有效。

因此，西医认为的"没有任何证据证明中药有效"，并非否认存在成功的个案，而是否认它的普遍有效性。如果喝中药治疗不能对每个人或大部分人有效，它的统计数据的有效性就不达标。

其次，需要肯定一句话——中药治疗的确对少部分人有效。

在临床中，不少医生都遇到过没有经过任何其他治疗，仅仅是服用中药发现甲状腺结节变小了的案例。

但甲状腺结节变小的原因有很多，如囊性结节（指结节里都是组织液或血液）因某种原因破裂，液体流出后变小；如中药中某种成分诱发某种身体机能，使其组织甲状腺结节变小。但真正的原因，不得而知。

最后，我们的意见是——中药可尝试，但建议慎重。

既然中药治疗结节的方法公说公有理，婆说婆有理，那么最后的选择权就取决于患者本身。

如果你是祖国医学爱好者愿意尝试，那么完全可以尝试。但选择医院和医生时一定要慎重，应到正规医院的医生处就诊，不能相信江湖游医或小区大妈的所谓经验，更不要擅自尝试所谓的"江湖秘方""祖传神药"。因乱服中药导致永久性肝肾损伤的案例，实际上并不少。

服用中药后，依然要按照正常频率复查，超声报告会告诉你，服用中药对你到底有没有用。当然，把它作为一帖安慰剂，也并不是一件糟糕的事情。但归根结底，都一定要和主管医生好好沟通，警惕上当受骗。

04

甲状腺结节癌变
不是那么容易的事

发现甲状腺结节，人们少不了恐惧地问一句："它会不会变成癌？"在癌症越来越高发的今天，谁都免不了谈癌色变。我们也遇到过这样的患者，即使只是一个小小的良性结节，也忧心忡忡，甚至考虑开刀切除甲状腺。可见，多数朋友对于结节癌变的过程，有强烈的求知欲与恐惧感。在这一章，我们就来和大家讲讲，结节到底是如何变成癌的。

一、得了甲状腺结节，癌变概率有多大？

前面我们说过，在甲状腺中，细胞主要分为两大家族：

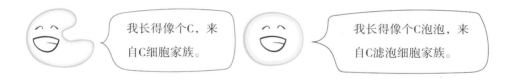

我长得像个C，来自C细胞家族。

我长得像个C泡泡，来自C滤泡细胞家族。

还有一些小众家族，比如嗜酸性细胞、鳞状细胞等，量少没啥存在感，就不多介绍了。

细胞偶尔调皮一下，没啥大不了，顶多就是受到刺激后不按套路团成一团，形成甲状腺结节。

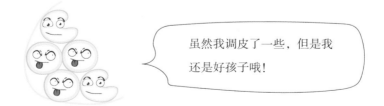

虽然我调皮了一些，但是我还是好孩子哦！

但如果细胞愤而变态，成为"坏孩子"——癌细胞，就会影响人体治安，危害身体和谐。说到癌细胞，我们都不陌生，它通常有三个特点：

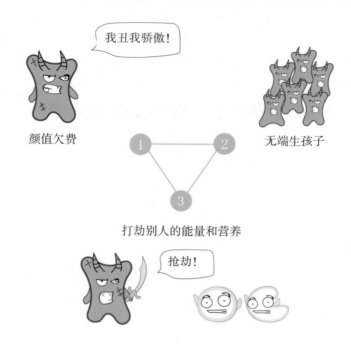

但归根结底，甲状腺结节与甲状腺癌，从细胞性质来说就是两种完全不同的东西。话虽如此，有结节的朋友少不了揣着惴惴不安的心问一句："得了甲状腺结节，变成癌的概率有多大？"

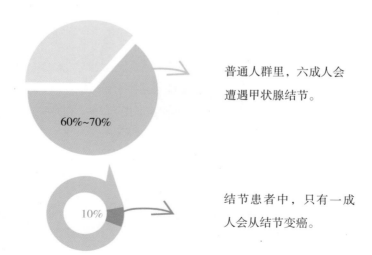

所以，得了甲状腺结节不等于一定会得甲状腺癌。查出良性甲状腺结节的朋友，只需要定期复查、定期复查、定期复查！

二、结节是如何变成癌的？

那么问题就来了，都是甲状腺结节，为什么有的人恶化成了癌，有的人却没事？说起来，结节癌变的过程，就像一个发生在甲状腺细胞里的宅斗电视连续剧！

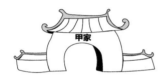

甲家，就是甲状腺细胞

大户甲家，家主（基因）说了算。家主好，甲家就好；家主要是变态了……你懂的！

为了家主之位，甲家的两大派"抗癌派"和"促癌派"就开始倾情演绎"斗争绵绵无绝期"。

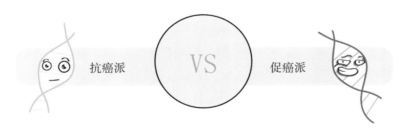

抗癌派   VS   促癌派

无论是"抗癌派"还是"促癌派"，都是基因！

先来介绍一下"抗癌派"。"抗癌派"的执政方针是：保持甲家健康，坚决拒绝癌变！

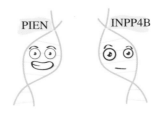

PIEN   INPP4B

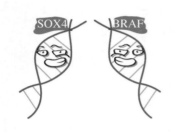

PIEN与INPP4B是"抗癌派"的主力军，它们带领着旗下的正义使者，铆足全力和政敌斗争。

再来说说"促癌派"。与"抗癌派"不同，让甲家变异成癌细胞就是它们的毕生目标。

SOX4、BRAF等是"促癌派"的大老板，指使小弟撺掇甲家癌变，同样不遗余力！

像"促癌派"这样的大老板，干坏事也不会自己动手，而是命令小弟——PIP3去搞定。

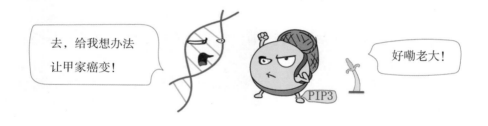

PIP3何许人也？它是一种磷脂，俗称搬运工，负责在甲家大门外往里运输营养物质。

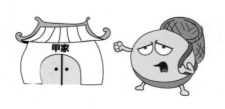

虽说它只是个干苦力活的，但人不可貌相，PIP3掌握着一种技能，叫作"抑制细胞凋亡"。通俗点说，就是让细胞求死不能。

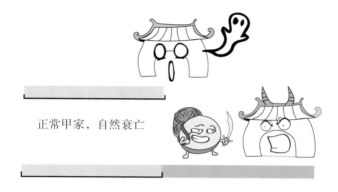

正常甲家，自然衰亡

中了招儿的甲家，甲家想死都死不了。

我们总觉得长寿是一件好事，万岁万岁万万岁嘛，但万物终有时，细胞也是一样的，到了该凋亡的时候就要凋亡，才能符合新陈代谢的自然规律。该死的总是死不掉，就容易变异成"黑山老妖"——癌细胞。

不过，甲家禁卫森严，规矩也多。"促癌派"想要命令小弟干活，也得按部就班，逐级下达命令，不能越级行事。

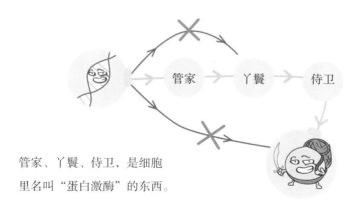

管家、丫鬟、侍卫，是细胞里名叫"蛋白激酶"的东西。

一旦PIP3收到命令，就会拉帮结伙，壮大队伍，努力让甲家变异。但癌有张良计，我有过墙梯，为了不让"促癌派"得逞，"抗癌派"想到了一个非常机智的办法——直接砍断信息通路，让PIP3收不到命令，我看你们怎么办！

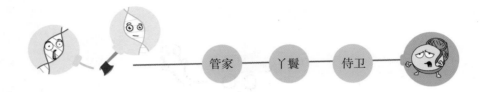

管家 — 丫鬟 — 侍卫

由此可见，人会不会得结节，结节会不会癌变，就看"抗癌派"和"促癌派"谁先斗死谁。

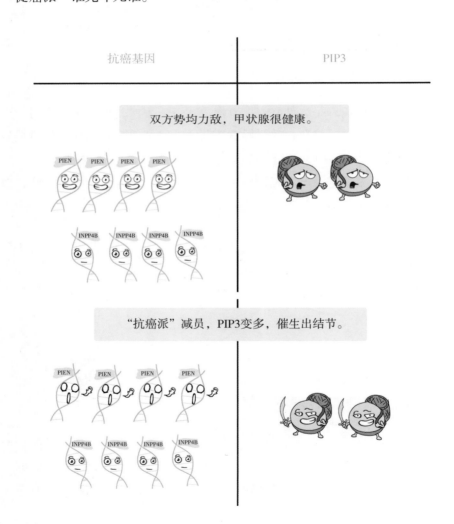

抗癌基因	PIP3
双方势均力敌，甲状腺很健康。	
PIEN PIEN PIEN PIEN INPP4B INPP4B INPP4B INPP4B	
"抗癌派"减员，PIP3变多，催生出结节。	
PIEN PIEN PIEN PIEN INPP4B INPP4B INPP4B INPP4B	

"抗癌派"全灭，PIP3越来越多，癌还会远吗？

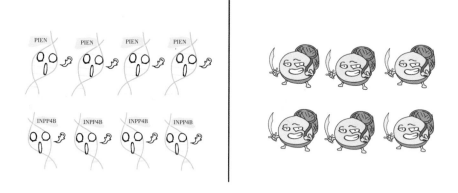

"抗癌派"之所以会被灭到毫无还手之力，还是与这些原因息息相关：

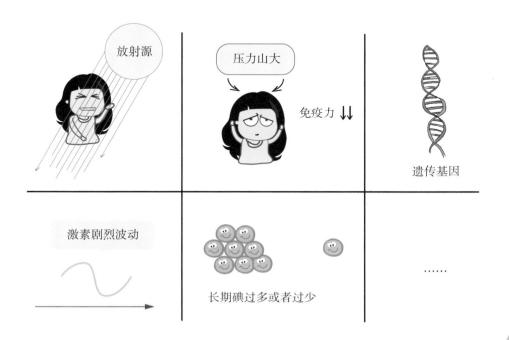

医生猜想，甲状腺癌之所以病程发展极为缓慢，或许是因为"抗癌派"中还有没有被发现的"正义使者"。至于PIP3还有没有其他的同伙，就只能等科学家进一步探索了。但只要发生了甲状腺结节，就说明身体里的"正义基因小队"已经开始有了伤亡。

当然，想要最大限度地保护和协助"抗癌派"，说简单也简单，说难也难。具体一点，你得记住这几件事：

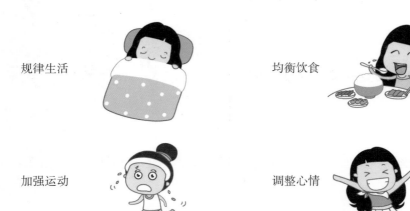

规律生活　　　　　　　　　　　均衡饮食

加强运动　　　　　　　　　　　调整心情

可不要小看这几件事！听起来简单，可你要做到，还真是很难！所以，为了远离癌症这个大魔王，让我们一起加油吧！

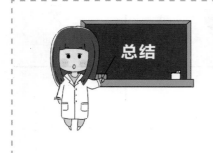

1. 甲状腺结节和甲状腺癌本质完全不同。结节是好细胞堆成了坏形状，癌是连细胞都变坏了。
2. 60%的普通人会遇到甲状腺结节，甲状腺结节癌变的只有10%。
3. 从结节进化到癌，是基因之间的斗争，实际上需要很长时间。

05

甲状腺癌，一个
不那么坏的反派

这年头，如果在浏览器里搜索"甲状腺癌"，不难搜到一些这样的消息：

"韩国甲状腺癌发病率为世界平均的10倍，死亡率无变化。"

"专家：中国甲状腺癌发病率10年增长了近5倍。"

"甲状腺癌发病率连续三年排第二。"

真是不搜不知道，一搜吓一跳：怎么突然之间甲状腺癌就变得这么高调了？仿佛一夜之间，身边好多人都有了甲状腺癌，这是怎么了？然而，医生对此却说：

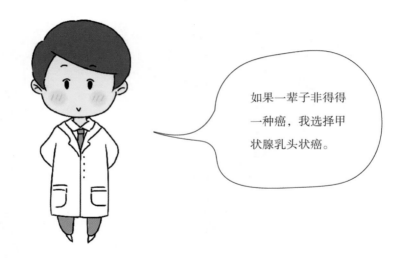

如果一辈子非得得一种癌，我选择甲状腺乳头状癌。

医生为什么会这么说？不妨让我们在这一章里了解一下甲状腺癌究竟是什么，或许你就能得到答案。

一、结节是如何变成癌的?

甲状腺癌，就是甲状腺组织中的"恐怖组织"。

原本，甲状腺中的滤泡细胞、C细胞等都是遵纪守法的良民，后来，由于受到了刺激，一部分细胞愤而变态，成了丧心病狂的"恐怖分子"——癌细胞。

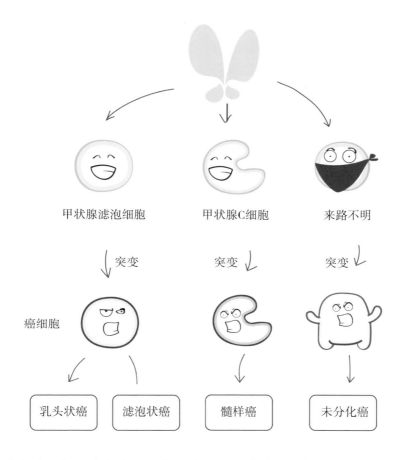

甲状腺滤泡细胞　　甲状腺C细胞　　来路不明

突变　　　　突变　　　　突变

癌细胞

| 乳头状癌 | 滤泡状癌 | 髓样癌 | 未分化癌 |

　　癌细胞不但"聚众造反、占山为王"，悄悄地搞各种破坏，还分出了不同的"派别"，我们先一起来认识一下它们。

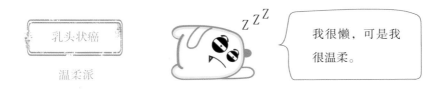

乳头状癌

温柔派

我很懒，可是我很温柔。

　　乳头状癌是甲状腺癌里的主力军，在临床上见到的甲状腺癌中，80%～90%的患者都是乳头状癌。它的长相，形似乳头，因此命名。

　　通常，乳头状癌最先往中央淋巴结转移，但乳头状癌发展速度多数情况下极为缓慢，杀伤力也比较弱。在过去，甚至出现过人体自然死亡后，通过尸检才发现原来死者已罹患甲状腺癌，但它并没有闹出任何问题，也没有影响人的正常寿命。也因此，乳头状癌被称为"温柔的癌"。

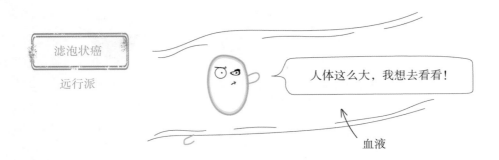

滤泡状癌与乳头状癌"师出同门"，都是由滤泡细胞变异后形成的。滤泡状癌占甲状腺癌的5%左右。

滤泡状癌的发展也相对缓慢，但它比乳头状癌更快一些。与乳头状癌不同的是，滤泡状癌容易通过血液远行转移到身体的其他部位，因此它的杀伤力也更强一些。

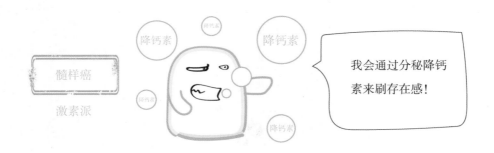

髓样癌占甲状腺癌的4%左右，它是由C细胞变异而来的，发展速度较快，杀伤力也比前两种甲状腺癌强。由于髓样癌的癌细胞变异较大，与普通的甲状腺细胞不太一样，因此，它基本不具备普通甲状腺细胞的吸碘能力。

由于髓样癌容易引起降钙素的异常分泌，因此，通过检查血清降钙素就能比较容易发现它的存在。不过，降钙素的数值异常原因并不只是髓样癌，还可能是其他的疾病引起的。

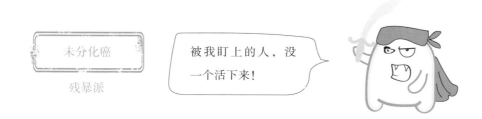

未分化癌

残暴派

被我盯上的人，没一个活下来！

前几种甲状腺癌，我们都知道癌细胞到底是由什么细胞变异而来的，但未分化癌却像是一个"外星人"，没人知道它到底从哪里蹦出来的。它的发展速度极快，战斗力"爆表"，基本没有好的治疗方法，是不折不扣的"杀人魔王"。

但好在这么残暴的癌并不是满大街都是，它极少出没，占甲状腺癌的1%左右，大家也不必过于害怕。

二、甲状腺癌，有没有症状?

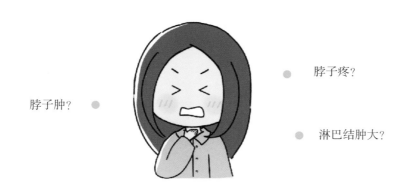

脖子疼?

脖子肿?

淋巴结肿大?

作为一个合格的癌症，甲状腺癌在早期几乎没有任何症状！但随着病程的发展，可能出现脖子肿大、呼吸不畅等肿瘤压迫症状，还可能因癌细胞的转移、扩散出现嗓音嘶哑。但这些症状都不是甲状腺癌的专属症状，还可能是其他疾病惹的祸，因此一定要及时到医院就医。

三、没有症状，怎么才能揪出它？

癌有张良计，我有过墙梯。恐怖分子藏得再好，医生也有不同款式的"照妖镜"：小样儿你就算披了马甲我也照样能认出你来！

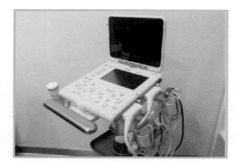

【甲状腺超声（俗称B超）】

● 无辐射

● 无损伤

● 还能反复做

B超是最敏感、性价比最高的检查方法。不过它的准确度主要取决于超声医生的水平。这也是为什么我们建议在体检查出甲状腺结节后，再到三甲医院专科复查甲状腺B超的原因。

接受超声检查并不难，但拿到检查报告的那个瞬间，难事就来了，患者们拿着检查报告：这写的到底啥意思？我到底有事没事？

我们不妨在这里插播一条广告：如何以正确的姿势看甲状腺B超报告？

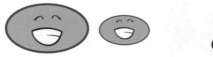
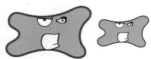

大小≠良恶性，身材不重要，关键看气质 ↓↓↓

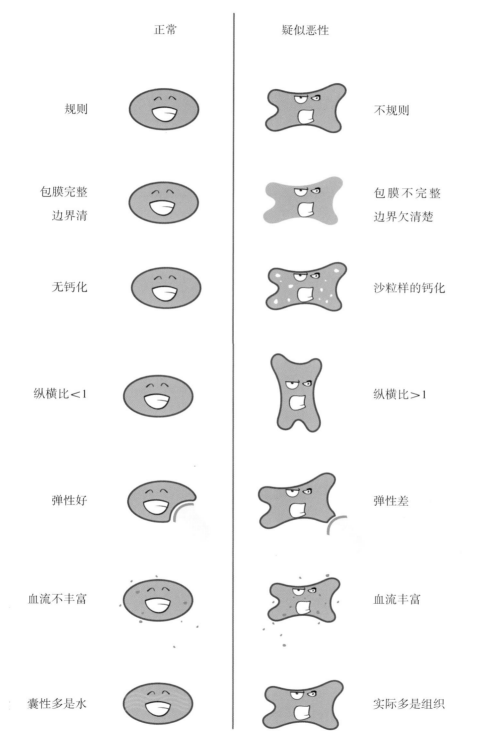

正常　　　　　　　　　　　　疑似恶性

规则　　　　　　　　　　　　　　不规则

包膜完整　　　　　　　　　　　　包膜不完整
边界清　　　　　　　　　　　　　边界欠清楚

无钙化　　　　　　　　　　　　　沙粒样的钙化

纵横比<1　　　　　　　　　　　　纵横比>1

弹性好　　　　　　　　　　　　　弹性差

血流不丰富　　　　　　　　　　　血流丰富

囊性多是水　　　　　　　　　　　实际多是组织

以上，仅仅为了让大家对检查报告有一个粗浅的了解。但实际上，我们拿到的B超报告都不可能全是好的或坏的描述，多为上面这些描述的"混搭"。因此，请大家不要自行判断，而一定要将它交给专业的甲状腺科医生来为你判断。

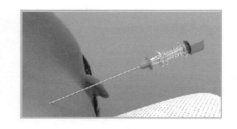

【细针穿刺活检】

● 较准确判断肿块良恶性，但有创伤。

如同我们在前面介绍的，穿刺活检就是用一根针扎到肿块里，抓一群细胞回来，在显微镜下"当堂审问"。穿刺活检结果通常"证据确凿"，当B超表示怀疑时，它就会出场帮忙。

临时客串　【CT、ECT、PET-CT】

这群"大佬"并不常在诊断甲状腺时出场，但有需要时，它们依然会出面临时客串。

CT 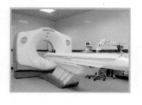　ECT 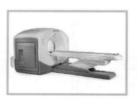　PET-CT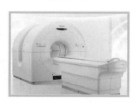

不难发现，"大佬"们连长相都差不多。虽然长得很像，但它们却专业不同，各有所长。

CT（计算机断层成像）：擅长抓躲在胸骨后的甲状腺肿块。

ECT（发射型计算机断层成像）：大名"核素实验"，退居二线已有几年，擅长判断甲状腺癌的转移情况，还能判断高功能腺瘤和甲亢。

PET-CT：大名"正电子发射计算机断层显像"，检查癌细胞是否有全身转移。很给力，但出山一次，价格不菲。

四、揪出甲状腺癌，下一步该咋办？

发现了"恐怖分子"，最重要的就是接下来该怎么治疗的问题。

首选方案：手术

通常，在任何情况下，无论是哪个部位的恶性肿瘤，第一步要做的是切除病灶，就是端掉癌细胞的"大本营"。只有完成了这一步，医生才能根据患者的实际情况，考虑接下来的战术——是把周围的淋巴结也清扫一遍，还是派出强有力的武器来一场地毯式轰炸？

在第一章里，我们给大家说过，甲状腺的周边环境是非常复杂的，这也意味着，甲状腺切除手术的难度会大大增加。根据癌症发展程度的不同，甲状腺也有不同的切法：

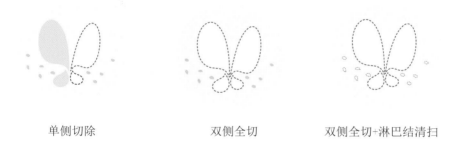

单侧切除　　　　　　　　双侧全切　　　　　　双侧全切+淋巴结清扫

淋巴结，就是图里的这些"小黄豆"，如果发现癌细胞转移到了淋巴结，就要做淋巴结清扫，把怀疑有问题的淋巴结割掉。不过，由于淋巴结又小又散，切除淋巴结就变成了考验医生的"技术活"。

当然，手术有优点，自然也有一定的并发症、后遗症，通常比较常见的并发症包括右边这些：

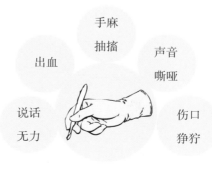

手麻
抽搐
声音
嘶哑
出血
说话
无力
伤口
狰狞

因此，在决定要做手术后，找一个技术好、熟练度高的外科医生非常重要！

方案二：全切术后+碘-131治疗

手术只能灭掉肿瘤的"大本营"，但俗话说"狡兔三窟"，癌细胞也是一样的。如果转移较多，无法通过手术全部灭净，就需要碘-131来清理四散奔逃的癌细胞了。

碘-131是一种具有放射性的碘，它在进入人体后会找到甲状腺细胞并利用自身的放射线将其杀灭，但对其他器官的细胞影响不大。

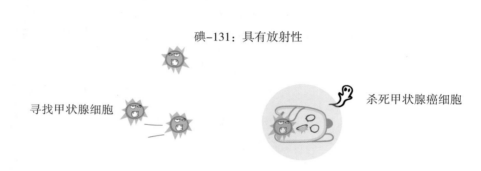

碘-131：具有放射性

寻找甲状腺细胞

杀死甲状腺癌细胞

关于碘-131，我们将在后面的章节里为大家详细介绍。但在甲状腺癌中，只有乳头状癌与滤泡状癌还吃它这一套，对于髓样癌与未分化癌，碘-131基本起不到啥治疗作用。

备选方案：消融手术解决微小癌

所谓的消融手术，是指医生在超声引导下，将一根针扎到肿瘤里，发射能量将癌细胞灭活的一种微创手术方式。而所谓的微小癌，指的是大小<1cm，无任何转移、侵犯指征的甲状腺癌。

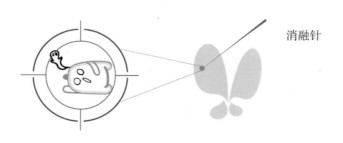

消融针

或许朋友们会有一点震惊：什么？连恶性肿瘤都能用不开刀的方法解决吗？事实上，对于消融手术治疗良性甲状腺结节和甲状腺腺瘤的方法，目前医疗界普遍认可，但缺乏专业指南的规范和指导。但在消融手术治疗微小癌上，国内医疗界尚存在巨大的争议。

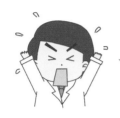

肿瘤那么小，万一你没发现淋巴结转移了，之后岂不是还要再来一刀？

所以要确认没有淋巴结肿大、侵犯和转移啊！

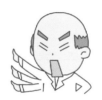

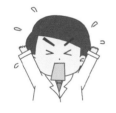

这要怎么确认？

去找个靠谱的超声科医生！

（以上情景，几乎是学术界的日常……）

部分医生认为，甲状腺癌具有发展缓慢、杀伤力小的特点，如果一发现微小癌就直接全切甲状腺，可能存在过度医疗的问题。因为有事实证明，一部分人直至自然死亡，体内的甲状腺癌都没有对其身体健康及自然寿命造成影响。

但另一部分医生认为，对待恶性肿瘤应当慎重。如果因为没有切除病灶，导致癌细胞扩散，影响了后期治疗，是对患者的不负责任。即使不会对后续治疗产生影响，二次治疗也会浪费患者的时间与金钱，为患者家庭带来巨大的心理负担。

两种看法谈不上对错，因此，微小癌到底要不要手术，我们建议大家慎重考虑三点：

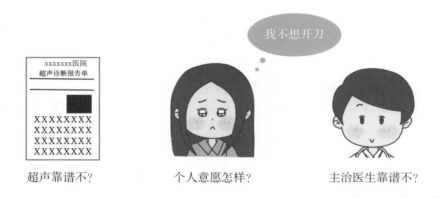

超声靠谱不？　　　　个人意愿怎样？　　　　主治医生靠谱不？

最终，任何一种治疗方法，都应当是患者与医生的共同选择。患者的意愿非常重要！不能只依赖于医生。当然，患者还应当综合考虑家庭经济条件、患者身心状况、家人的意见等，手术无小事，我们都要慎重地为自己的健康负责。

五、做完甲状腺癌手术，还没完……

甲状腺癌术后吃的药，通常指用来补充甲状腺激素的药物。药吃多少、能不能停药，关键看甲状腺切除了多少。

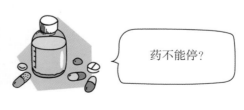

切除了一部分，可慢慢减药，甚至停药。

 全部切除，蝴蝶没了，只能一辈子靠药补了。

不管怎么样，吃上了药，就要定期复查、定期复查、定期复查！重要的事情讲三遍。

 能要宝宝不？

？？？

平时注意啥？

医生说了，甲状腺癌术后，只要甲功长时间保持在正常范围内，就可以在医生指导下怀孕。如果用了碘-131治疗，则至少半年、最好一年后再怀孕。

平时除了注意少吃点富含碘的食物，你的吃喝拉撒睡和平常人都没有两样，你还是你棒棒哒！

遇上癌是不幸的，但遇上甲状腺癌却又是幸运的。我们不妨将疾病看成是一个给自己的机会，让自己与过去的陋习说拜拜。相信我们都能与更好的自己相遇！

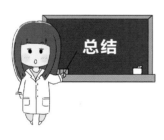

总结

1. 甲状腺癌分为四种类型，分别为乳头状癌、滤泡状癌、髓样癌和未分化癌。
2. 乳头状癌的患者最多，预后也最好。
3. 甲状腺癌早期基本没有任何症状，甲状腺B超是性价比最高的检查方式。
4. 手术是甲状腺癌的主要治疗方法，口服放射性碘-131为辅助治疗方法，消融手术在治疗微小癌上目前仍然存在争议。

06

手术室里的那些
事儿

在前面的几章里，我们都多次提到了甲状腺结节和甲状腺癌的治疗方法——手术。无论是开刀的还是不开刀的手术，作为普通人，都会感到害怕，因为手术室实在距离我们太远太远了。患者及其家属常常是想象着手术室里的种种，带着不安签下手术知情同意书。

在本章里，我们就带你了解这个你认为最神秘、最可怕的部分，相信你看完本章就会知道，手术室里的那些事儿，其实真没有那么恐怖。

一、不开刀的消融手术，到底是个啥？

1. 以前的结节，都是咋处理的？

Long long ago（很久很久以前），医生面对甲状腺结节时，如同警察叔叔面对不良少年，和它们交往的方式主要分为两种：

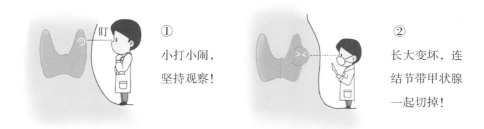

① 小打小闹，坚持观察！

② 长大变坏，连结节带甲状腺一起切掉！

简单粗暴有没有！

当然，医生也并非整天就想着割掉患者的甲状腺，他们也在努力思考：是否有一种方法，能够不必切掉患者的甲状腺就能搞定结节？

后来，他们想出了一种办法：将无水酒精（浓度95%的酒精）注射到结节中，利用化学放热反应烫死结节。结节烫死了，遗留问题也不少：由于酒精的量与化学反应难以估量和控制，这种方法容易误伤甲状腺。

如今，多数医院已经开始慢慢放弃这种疗法，但在更多医疗水平不是那么发达的地区和医院，这种疗法的使用依然较为广泛。但医生们没有放弃继续寻找新方法解决结节的初衷，终于找到了最新的办法——消融手术。

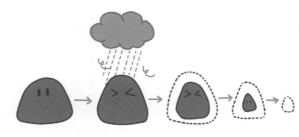

2. 消融手术，到底是个啥？

大自然里的石头，经过风吹雨打，会逐渐风化、剥离、变小，直至消失。

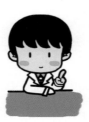

这样从有到无的物理过程，就叫作"消融"。

那么，消融手术又是什么呢？其实就是利用针尖会发射能量的消融针扎到结节里，将结节烫死的一种微创手术。具体一点，就是这样的：

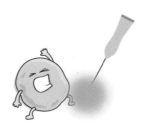

针尖发射能量，细胞被烫脱水

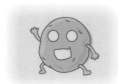

细胞里的蛋白质接触高温，就变性！

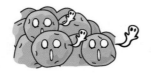

结节凝固，终于寿终正寝

随后，身体的"清洁工"——巨噬细胞就会出动，将这些尸体一点点地运出体外，结节就像石头一样慢慢消失啦！

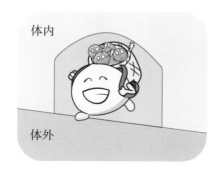

这种手术方法伤口只有一个针眼，不用吃药不用住院。

尽管都是将结节"烫死"，但无水酒精与消融手术一个是化学反应，一个是物理反应，两者差别巨大，最根本的差距在于反应是否可控。从结果来说，利用物理反应烫死结节，比利用化学反应安全很多。

消融家族共有三兄弟，分别是激光、射频和微波，它们各有各自的擅长：

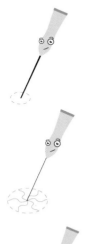

激光：我精准，我骄傲！

工作范围：1cm以下的、没有淋巴结转移的微小癌。

射频：中庸之道，就是我！

工作范围：2cm左右的良性结节。

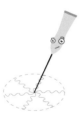

微波：大家伙，交给我！

工作范围：3~4cm的良性结节或腺瘤。

3. 没听过消融手术，是我落伍了吗?

很多朋友或许会问：消融手术是一个新技术吗？我都没有听说过！消融手术其实很早就已经运用于全身疾病的治疗。

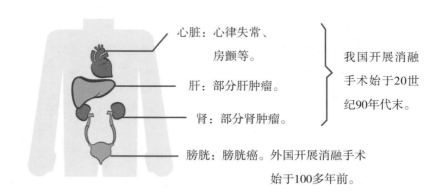

心脏：心律失常、房颤等。

肝：部分肝肿瘤。

肾：部分肾肿瘤。

我国开展消融手术始于20世纪90年代末。

膀胱：膀胱癌。外国开展消融手术始于100多年前。

所以，消融手术并不是什么新鲜玩意儿。如果有人妄图骗你说这是新技术，请糊他一脸鄙视！

那么问题来了，为什么我们听过心脏消融、肝脏消融，却没有听过甲状腺消融？

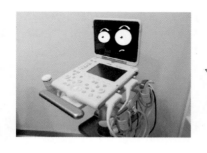

我是超声机，都怪我从前不给力 ⌒⌒

这是因为在过去，超声技术发展缓慢，大大限制了甲状腺消融的发展，毕竟，消融手术需要在超声的引导下才能做，如果超声看不清，医生怎么敢在脖子这样一个复杂部位动刀子呢？

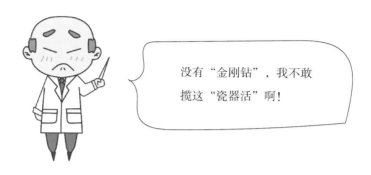

没有"金刚钻"，我不敢揽这"瓷器活"啊！

直到几年前超声机器的技术更新，超声水平迎头赶上，甲状腺消融手术这才慢慢开始普及，进入公众的视线。到目前为止，它在临床上的应用只有5年左右，还是一个"小朋友"，临床开展应用的也只有北京、上海广州的部分三甲医院。许多朋友没听说过，属于情理之中。

4. 消融手术，它真不是万能哒！

估计朋友们看到这里就会想：没有伤口的手术啊，赶紧的，召集身边有甲状腺结节的七大姑八大爷大家组团来做吧！

等一下！虽然是微创，但消融手术也有作为手术的指征！说做消融就做消融，考虑过消融手术的心情吗！消融并不是说做就能做，对于良性结节的患者来说，这几类朋友可以尝试进行消融治疗：

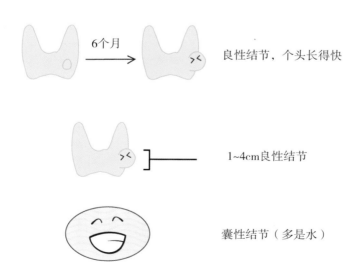

6个月 → 良性结节，个头长得快

1~4cm良性结节

囊性结节（多是水）

如果是恶性肿瘤，则下面两种情况的患者可在与医生沟通的前提下，考虑消融手术：

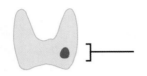

可疑恶性、<1cm、确认无淋巴结肿大、单发、无伴外周侵犯或转移的甲状腺肿瘤

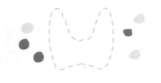

甲状腺术后残留或转移的肿块或淋巴结

在微小癌的处理上目前存在争议。而甲状腺术后处理残留或转移的肿块、淋巴结，目前在中国尚无指南指导，但在日本等发达国家，利用消融手术进行术后辅助治疗已经比较普遍。但到底选择怎样的治疗方式，归根结底，都一定要与主治医生沟通。

5. 消融手术，找谁做？

每一种新的医疗技术诞生，都代表着一种希望——未来，人们可能会以更便宜、伤口更小、恢复更快、治疗效果更好的方法来对抗疾病。

但同时，任何新的技术，都必须经过严格的临床考验，在靠谱的医院、靠谱的专家开展新技术项目的过程中，评估将十分严谨。我们把全国做甲状腺消融手术的医院分成了两类：

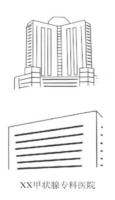

正规三甲医院

非正规的医院

估计都是姓"莆田"的，你懂的！

XX甲状腺专科医院

因此，如果大家想要做甲状腺消融手术，一定要到正规三甲医院去咨询医生。如果当地的三甲医院没有开展这个项目的，路边的私人医院就更不可能开展了。当然，现在国家鼓励医生多点执业，一些大专家已经开始拥有自己的工作室，或是与多点执业平台合作，在这样的情况下，认准医生本人是最关键的！

说完医院，我们来说说科室。要做甲状腺消融手术，主刀医生需要掌握两种技能：

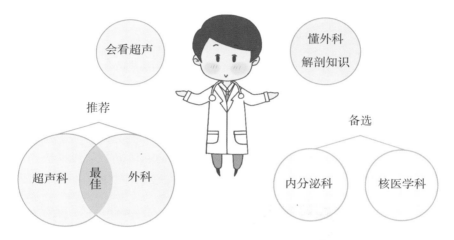

6. 消融手术，怎么做的？

选好了医院，找好了医生，接下来我们不妨来围观一场消融手术的全过程。

首先，医生得装备两个武器——超声机、消融机。

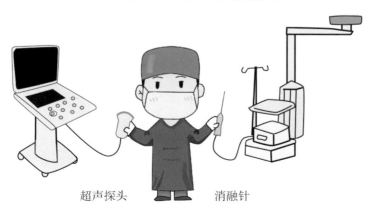

超声探头　　　　消融针

第一步　开辟一个无菌战场

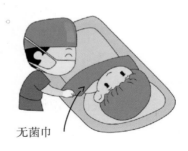

患者躺下，仰头，露脖子

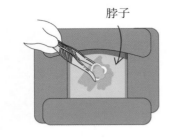

脖子

碘附消毒过后，无菌的战场才是好战场！

第二步　排兵布阵，战术先行

脖子剖面

甲状腺

动脉
静脉
神经
气管

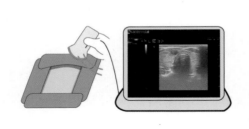

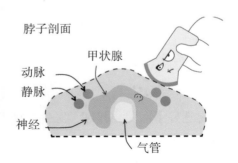

利用超声探查"敌情"，确定进攻路线，保证血管、气管、神经等"人质"的安全。

第三步　为了不痛，来点麻醉

万一患者特别怕疼，一戳一蹦跶，那就很危险了，所以麻醉是必经的步骤。不过不用担心，麻醉药的量很小，不会麻晕过去，更不会把人麻傻。

麻醉药　3mL

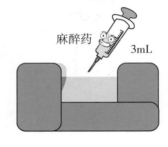

第四步 直捣结节，擒贼擒王

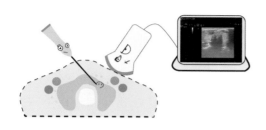

（1）插入

按照刚刚选定的进攻路线，消融针在超声引导下刺破皮肤，穿过肌肉，造访甲状腺，钻进结节里。

（2）开机

医生根据结节性质、位置、大小等，选择合适的功率，设定合适的时间，打开机器，针尖就开始发射能量。

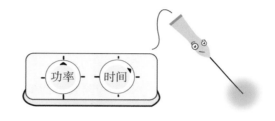

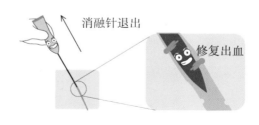

（3）加热

加热后，细胞里的水开始蒸发，超声屏幕上会看到白色的雾气。

持续加热后，结节就会被烫死。一般一个结节的时间不超过5分钟。

（4）退出

处理完以后，针头沿原路一边加热一边退出，以止住毛细血管的出血。

如果有好几个结节，消融针可以在超声的引导下换一个方向，继续进攻，争取把"敌人"一次性消灭！一场消融手术的平均时间在30分钟左右。

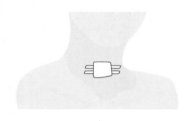

第五步　按压止血，观察一下

做完了，贴块纱布按压一下观察半小时，就可以换成创可贴啦！换好以后，就能愉快地回家了！

这就结束了？——是啊！

会出多少血？——反正和撕破了倒刺没啥区别。

回家要干啥？——啥都不用干，一切照旧，24小时以后就可以洗澡啦！

当然啦，毕竟是把一个结节活生生烫死，脖子里残留的热量其实不少，回家后可以冰敷一下脖子，消除热量带来的不适影响。如果有任何其他的不适，一定要及时联系主管医生或者回到医院找医生处理。

7. 手术过后，还有这些问题

消融手术做完了，大家可能会生出新的忧虑：死了的结节，会不会"春风吹又生"？

研究与临床结果显示：接受过消融术"剿匪"的结节复发率非常低，一般不会复发。不过，其他位置可能存在比较小的、不需要处理的小结节，它们可能偃旗息鼓，也可能慢慢长大。具体如何，只能拼人品。

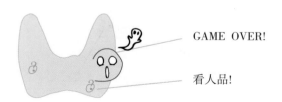

GAME OVER!

看人品！

处理后的结节一般3～6个月后开始慢慢吸收、变小，1～2年后可能完全消失。但并非所有人的结节都能完全消失，据不完全数据统计，消融手术的效果基本是这样的：

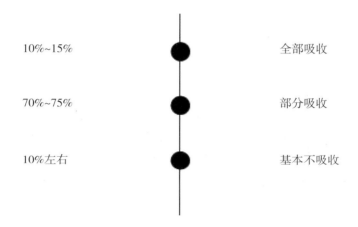

10%~15%	全部吸收
70%~75%	部分吸收
10%左右	基本不吸收

为了明确效果，还要别忘了以下面这样的节奏来复查！

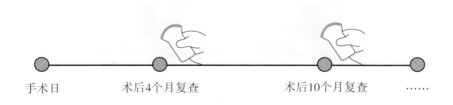

手术日　　　术后4个月复查　　　术后10个月复查　　　……

到目前为止，不开刀对付甲状腺结节的办法，只有三种：①注射无水酒精；②穿刺抽液，这种方法只适合于确认是囊性的结节；③消融手术。

任何一种治疗方法都有利弊，消融手术也是一样。医疗技术的进步需要时间的考验，需要临床检验，需要医生们的慎重评估，绝不可能没有任何缺点，绝不可能什么病都能治，更不可能打包票100%治好。因此，虽然我们很理解人们能不开刀就不开刀的想法，但还是想要提醒大家：注意防骗、注意防骗、注意防骗！

二、甲状腺开刀手术，又是怎样的？

和大家聊完了不开刀的甲状腺消融手术，接下来我们向大家介绍一下传统的外科治疗方法——开刀手术。说到手术，大家都会产生各种各样的想象，比如：

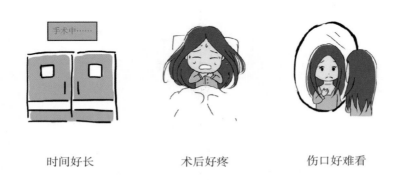

时间好长　　　　　　术后好疼　　　　　　伤口好难看

我们不妨将手术看得轻松一些，以一个闯关游戏的眼光去看待它。

[第一关]　确定手术

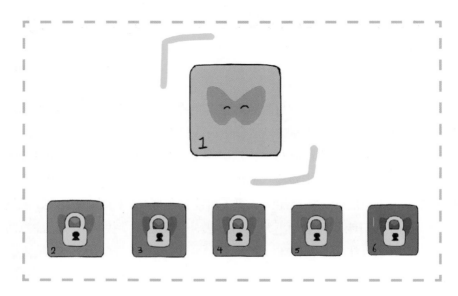

在临床中，我们常常会见到这样让我们又好气又好笑的场景：

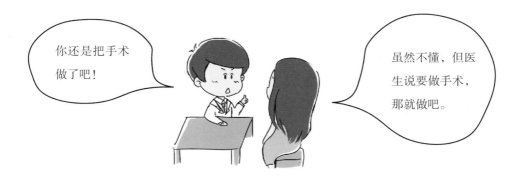

你还是把手术做了吧！

虽然不懂，但医生说要做手术，那就做吧。

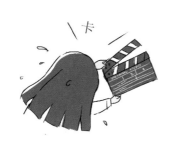

对，就是这样，不懂也不问清楚，医生说是啥就不假思索同意的场景。我们必须提醒大家，手术不是儿戏，千万不能不搞清楚就上了手术台！

你必须弄清楚："我为什么非做手术不可？不做手术，会有怎样的结果？"

通常，当患者的情况符合下面的一点或几点时，医生会建议手术治疗，并详细解释为什么要手术。

高度怀疑恶性，或伴有癌细胞转移。

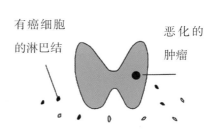

有癌细胞的淋巴结

恶化的肿瘤

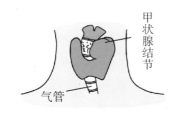

甲状腺结节

气管

结节太大，压迫了周围组织，产生压迫不适症状如喘不过气、呼吸不均。

当结节伴有甲亢时，药物治疗的效果不好，一般采用手术治疗。

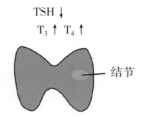

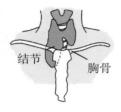

如果甲状腺长到了胸骨后，容易压迫气管，则需采用手术切除的方式。

脖子肿大，严重影响颜值，也可以考虑手术。

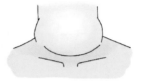

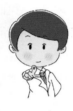

总之，五大情况，一个对策——做手术。

在确定是否要做手术之前，医生一定会详细告知患者下面的这些手术事项，让患者在足够了解了手术的风险、效果、费用的基础上，最终做出决定。

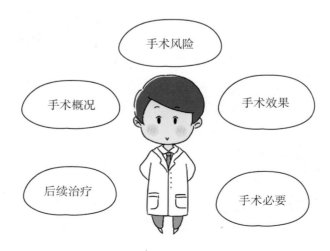

如果你充分了解了关于手术的种种，对要做手术这件事没有疑问，第一关就过啦！

[第二关] 术前检查

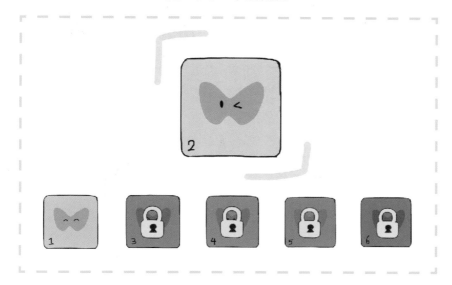

在手术前，任何人都要做术前检查，没有例外。很多朋友不理解：我一直都很健康，为什么要做术前检查？

这是因为，在手术过程中，将采用全身麻醉，还要切开表皮、肌肉，甚至割下身体的一部分……在这个过程中，麻醉药物将作用于全身系统，出血也是不可避免的。如果患者存在不适合做手术的情况，却没有经过严格的检查，在手术中就可能出现生命危险。

因此，做术前检查一定要严谨，不能嫌麻烦，因为这是保证手术安全的前提。通常，必需的术前检查包括下面几项：

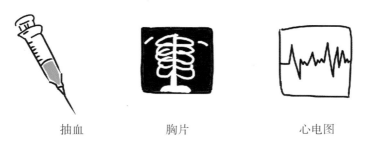

抽血　　　　　　胸片　　　　　　心电图

其中，抽血项目，是一个大家族，包括了许多的项目：

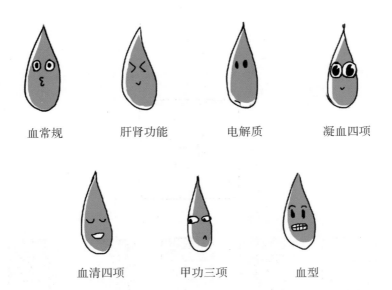

血常规　　　　肝肾功能　　　　电解质　　　　凝血四项

血清四项　　　　甲功三项　　　　血型

[第三关]　迎接手术

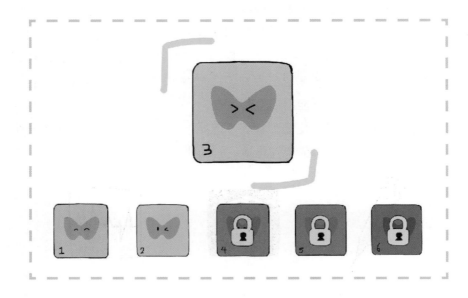

第一步：禁食禁水

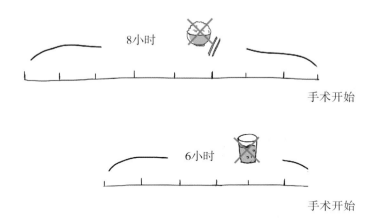

8小时

手术开始

6小时

手术开始

这里说的6小时和8小时只是一个大概数值，具体时长会因手术类型与患者自身的情况等而有所波动，一定要认真听从医生或护士的要求。

之所以要在手术，尤其是全麻手术前严格禁食禁水，也是为了保证患者的安全。在全麻状态下，人的神经也会被麻痹，由神经来控制的肌肉群也会失去其功能。比如在全麻状态下，人的食管括约肌会处于松弛状态，如果胃里有残留食物，极可能返流出来并被吸入气管中，导致吸入性肺炎甚至窒息。这是非常紧急且危险的情况，因为很可能在短时间内直接导致死亡。

因此，医生与护士要求禁食禁水，一定要严格执行。如果遇到特殊情况，如夏季天气炎热，无法忍受，可以在医生、护士的指导下适当补充少量水分。如果因为意外情况吃了东西喝了水，千万不能隐瞒，一定要诚实告知医生与护士。

第二步：签署手术知情同意书

签署手术知情同意书时，通常情况下主刀医生会在场，告知患者手术、麻醉可能存在的风险等重要问题，确保患者及其家属充分了解关于手术的一切。因此，在签署手术知情同意书时，一定要认真看完同意书，有任何问题都要及时向医生询问清楚，千万不能拿到同意书看都不看直接签。当然了，根据医院流程的不同，签署手术知情同意书的时间也会不太一样。但不管是什么时候签，都要看清楚再签。

第三步：病房准备

在进入手术室之前，有一些准备工作需要在病房里完成，它们包括但不限于：

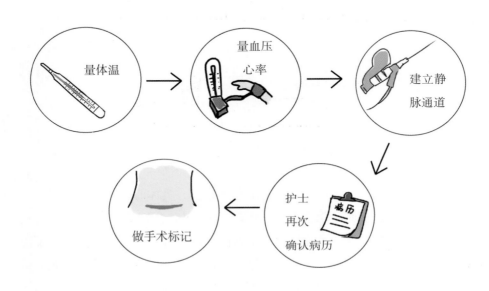

[第四关] 麻醉

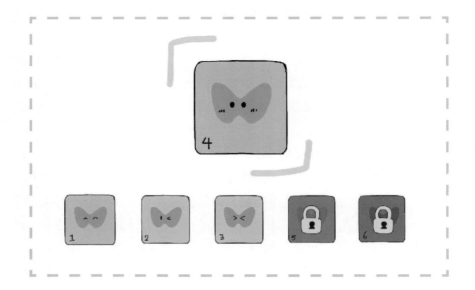

进入手术室，装上心电监护之后，就要进入"眼一闭，一睁，一台手术就做完了"的麻醉环节。

麻醉，分为全身麻醉（简称全麻）与局部麻醉（简称局麻）两大类。甲状腺切除手术显然采用的是全身麻醉，也就是"一针下去，神志全无；我为鱼肉，你为刀俎"的麻醉。

实际上，患者们并不知道麻醉医生在打完麻醉药之后，还暗搓搓地干了另外一件事：呼吸道插管。就是将管道插入气管中，用机器来帮助人呼吸。

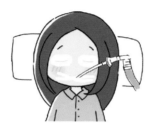

这是因为，在全麻状态下，并不只是消化道的肌肉松弛，呼吸肌也会松弛。人如果不能呼吸，分分钟就挂了，因此，我们需要机器来代替我们呼吸。

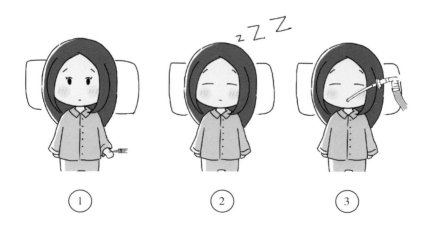

当然，如果麻醉医生的插管技术不好，很可能损伤气管，引起咳嗽、疼痛等不适症状。但这种情况并不太多。

[第五关] 手术

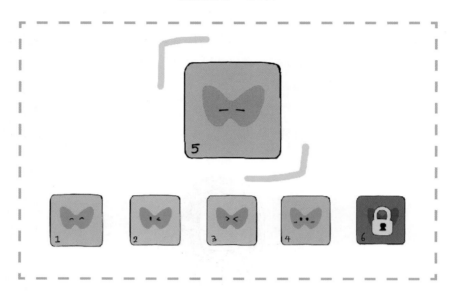

麻醉医生确认患者进入麻醉状态后，主刀医生、麻醉医生、护士会进行三方核对。这是手术前的例行流程，以确认患者信息无误，最大限度地为人事不知的患者负责。信息核对无误后，就会进入正式的手术。

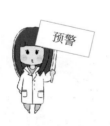

预警

在这里，我们不妨一起来更深入地了解一下，主刀医生到底是如何将甲状腺切除下来的。

设计师已经努力将手术过程画得不那么可怕，如果感到不能接受，请一定快速翻过。

第一步：切开皮肤

首先，需要用电刀这样的高科技医疗器械切开皮肤，在切割的过程中，负压吸引器要将产生的烟雾吸走，以避免干扰医生的视线。

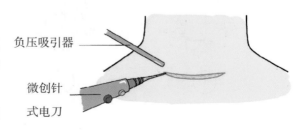

负压吸引器

微创针
式电刀

第二步：显露甲状腺

将皮肤、皮下脂肪、颈阔肌（这三层结构共同组成皮瓣）一层一层地切开后，把皮瓣分别往上下分离、拉开。从中间切开颈前肌群，把肌肉向两边牵拉，甲状腺就暴露出来了。

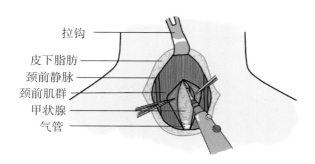

第三步：离断中静脉

甲状腺与肌肉之间连接着许多血管，想要切除甲状腺，首先需要将中静脉这个"蒂"切断，才能把甲状腺像剥柚子一样剥离出来。

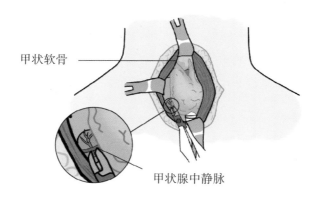

在过去，切除血管很容易出现血液"biu"一下喷涌出来的效果，止血全靠医生手动，简直画面太美不敢看。但随着医疗技术手段的提高，现在的电刀可以瞬间利用高温封住血管，几乎可以获得不出血的效果。这样不但能够减少出血量，还能更大程度地保持术野干净。不出血，就能看得更清楚，误伤神经、旁腺等组织的风险就更小。

第四步：离断峡部

峡部是甲状腺的中线，只有将峡部剪断，才能将甲状腺割离出来。但手术中用到的剪刀并不是普通的剪刀，而是叫作"能量平台微创手术切割闭合器"的先进医疗器械，它可以一边剪断组织一边高温止血。将甲状腺与身体所有相连的部分切断后，就可以将它从肌肉上分离出来了。

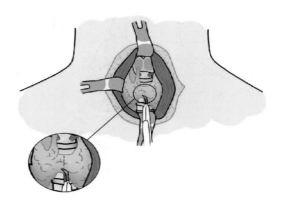

第五步：游离切除甲状腺

这个过程，就像是把柚子和柚子皮分开，再将它慢慢从皮里剥离拿出来的感觉……

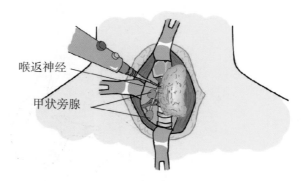

喉返神经

甲状旁腺

第六步：单侧甲状腺及峡部切除后

就这样，单侧甲状腺就被切除下来了，如果是甲状腺癌需要双侧全切，那么再用相同的步骤，将另外一边也切除下来。

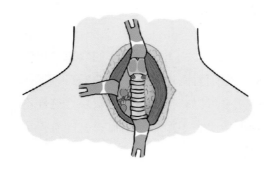

第七步：伤口缝合

伤口怎么一层一层割开，就得一层一层地缝上。现在部分医院会用一种特殊的"胶水"涂抹在伤口的最外层，以最大限度地防水防尘，保护伤口。

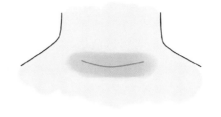

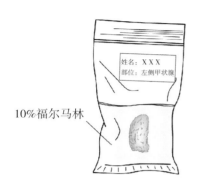

10%福尔马林

第八步：标本送检

割下来的甲状腺，当然不是随便就扔了。手术室护士会将它用10%的福尔马林封存，并在术后送到病理科检查。只有术后的石蜡病理才能最终确定甲状腺中的细胞是好是坏，到底属于哪一种癌，病理报告能够更好地指导医生们进行下一步治疗。

[第六关] 麻醉苏醒

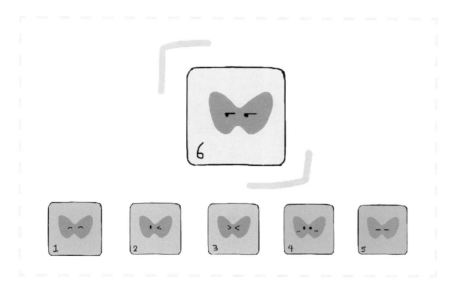

手术做完了，就该叫患者"起床"了。这个步骤的专业术语叫作"麻醉苏醒"。

或许你以为麻醉苏醒是像图中这样的，你就大错特错了。在麻醉药物的作用下，光靠喊是喊不醒的，只能等到麻醉药物逐渐消退。毕竟，麻醉苏醒被称为考验麻醉医生技术水平的时候。想让患者手术结束就醒，是一件高难度的事情，麻醉医生必须了解这四点，并且有长期的经验才能做到：

快起床了……

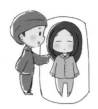

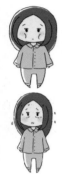
1. 患者体形、体重

2. 不同的麻醉药物

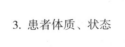
3. 患者体质、状态

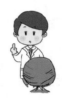
4. 手术预估时长

说起来简单，但真要做到精准控制麻醉苏醒的时间，却是难上加难。许多时候，接受手术的人迟迟不能回到病房，并非手术的时间长，而是待在观察室里总是醒不过来。而患者必须真正神志清醒之后，才能由观察室转移回到病房中。

这就是手术的全过程。看到这里，你是否对手术少了些恐惧，多了些了解呢？

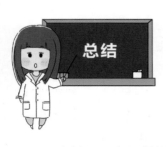
总结

1. 消融手术适合处理良性结节，它不损伤甲状腺，术后也不需要任何其他的处理。

2. 消融手术分为三种，分别是激光、射频和微波，它们分别处理大小不同的结节。

3. 开刀手术前，一定要做的是完善术前检查，包括抽血检查、心电图、胸片等。

4. 开刀手术一般采用全身麻醉，在手术前需要严格禁食禁水。

07

甲状腺的"发炎"，
不走寻常路

提到"发炎",相信每个人都不是很陌生。我们生活中常常见到各种炎症，如牙龈发炎、胃炎、肝炎、急性肠炎……作为一个有"尊严"的器官，甲状腺当然也会发炎！

但是，甲状腺的发炎分为许多种类，大家病因各自不同，有的发炎还完全不按我们常规认知的套路来。在本章里，我们将为大家介绍两种最常见的甲状腺炎。

一、桥本甲状腺炎，是治不好的"绝症"？

在说桥本甲状腺炎之前，我们先来讲一个日本人的故事。

100多年前，一个叫作桥本策的年轻人出生在一个医学世家。第一次世界大战期间，这个年轻人远赴德国留学，学习更先进的医学技术。

在留学期间，他收集了好几个甲状腺疾病的病例，写成论文并发表在德国医学杂志上。可惜，他的雄心壮志并没有得到回报，在当时，并没有人关心这篇论文。对，他悲催地被无视了。

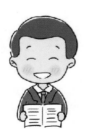
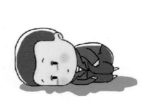

战争结束后，他从德国回到日本，成了一个很有名望的医生。然而，直到他30年后因患伤寒去世，他的论文依旧躺在历史的尘埃里，无人问津。

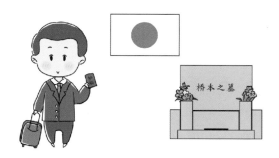

然而，就在他过世后不久，欧美医学界发现了这篇论文并肯定了其价值。为了纪念桥本策，便将这种他第一个发现并写成论文汇报的疾病，命名为"桥本甲状腺炎"。

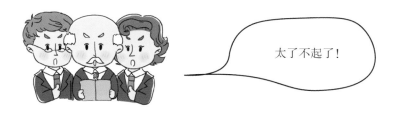

太了不起了！

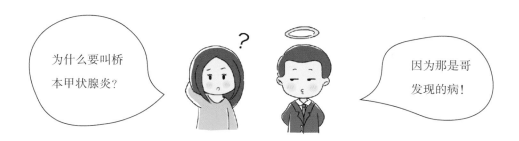

为什么要叫桥本甲状腺炎？

因为那是哥发现的病！

这个疾病的名称由来，就是这么简单，并没有看上去那么不明觉厉。

1. 桥本甲状腺炎到底是个啥?

桥本甲状腺炎，学名"慢性淋巴细胞性甲状腺炎"。它是什么意思呢? 如果我们有一双透视眼，就能看到，原本的甲状腺里，是这样的：

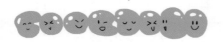

甲状腺滤泡细胞

但是，桥本甲状腺炎患者的甲状腺里，却是这样的：

甲状腺里来了一群不速之客——淋巴细胞，也就变成了慢性淋巴细胞性甲状腺炎。

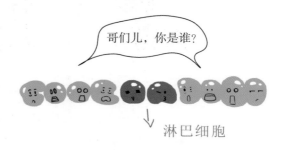

哥们儿，你是谁?

↓

淋巴细胞

然而，此"炎"和我们知道的扁桃体炎、肝炎、胃炎是不一样的! 我们平时说的"发炎"，是这样的：

"你伤害了我，还一笑而过"，受伤的地方就会发炎，以进行自我保护和修复，消除炎症因子，表现在症状上，就是红肿热痛。然而，桥本甲状腺炎的"炎"，不是因为外界伤害才导致的炎症，它是一种自身免疫性炎症。

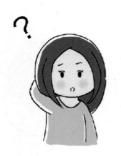

自身免疫性……听不懂啊，啥意思?

要解释清楚这个问题，我们不妨先来跑个题，说说免疫系统。免疫系统，就是我们常说的免疫力、抵抗力，它就像人体的公安机关，负责保护人体安全。

但总有"刁民"想跑进人体"搞个大新闻"，比如细菌、病毒、过敏原都是特别常见的，它们被称为**"抗原"**。

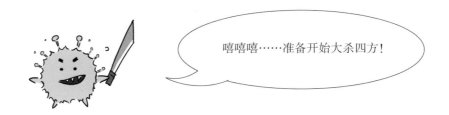

抗原一进入人体，就会被警察叔叔——免疫细胞发现，并成立专门对付这种抗原的专项小组，也就是**"抗体"**。

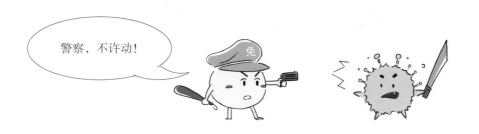

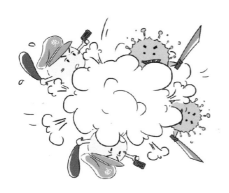

警察叔叔发现入侵者，接下来的流程就是打群架。正常情况下，免疫细胞能区别自己人和敌人，就像抗日战争，打败了小日本，我们就赢了。

免疫细胞不仅要杀灭坏人，还要在内部开展"洗脑"教育。

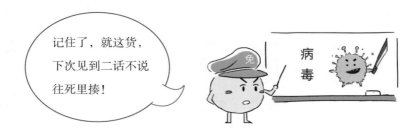

然后等到下一次，相同一伙的病毒想要再到人体里来"搞个大新闻"的时候——

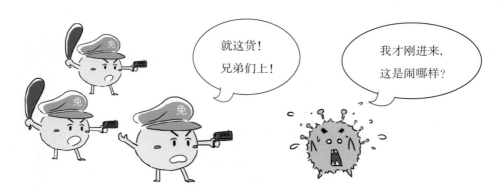

正因为如此我们才会常说，免疫力好的人不容易生病，因为坏家伙一进来，就被免疫细胞毫不客气地一巴掌摁死了。但是，如果免疫细胞抽风了，那就悲催了。因为它们认不出自己人，会把自己人也当成敌人揍。

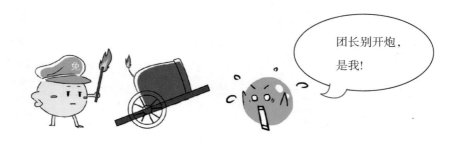

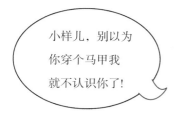

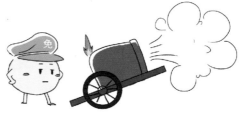

小样儿，别以为你穿个马甲我就不认识你了！

这种自己人打自己人的"乌龙"事件，就叫作"自身免疫性疾病"。自身免疫性疾病有很多种，对着甲状腺狂轰滥炸的结果，就是桥本甲状腺炎。然而，免疫细胞为什么会打自己人？这个原因，目前还是一个谜！也就是说，谁都不知道。

但医生们还是可以假设猜测，导致桥本甲状腺炎的原因，可能有：

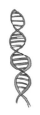

内因：遗传因素

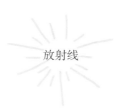

放射线

海带

外因：环境因素

所以，遇到了桥本甲状腺炎，吃消炎药是没有用的。因为消炎药完全无法阻止免疫系统想要揍自己人的洪荒之力……

2. 得了桥本甲状腺炎，会变成啥样？

遇到一个喜欢揍自己的病，到底会变成啥样？这是不同桥本甲状腺炎患者的自述——

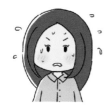

我每天出汗、烦躁、吃不饱！

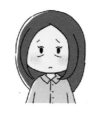

我总是乏力、怕冷，还便秘

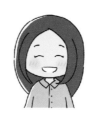

我每天吃好喝好，啥事都没！

明明是同一种病，为何画风却如此分裂？这就得从甲状腺被炮轰、甲家（甲状腺细胞）各人的命运说起了。

话说甲状腺惨遭炮轰，墙倒屋垮，一派萧条。原本，甲家大小姐Tg（甲状腺球蛋白）大门不出二门不迈，只等小碘入赘，专心在家生孩子，也就是T_3、T_4两兄弟。然而现在——

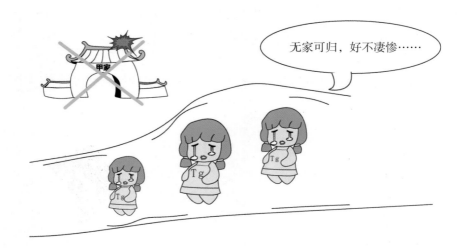

更糟糕的是，由于Tg常年居于深闺，免疫细胞不认识，以为这是哪里来的坏蛋，立刻形成"甲状腺球蛋白抗体"（也叫TgAb）追杀Tg。

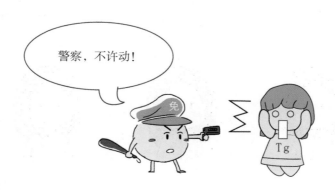

专业在甲家指导生孩子的"酶婆"——过氧化物酶（TPO）也没比Tg好多少，同样每天被"过氧化物酶抗体"（也叫TPOAb）追着到处跑。

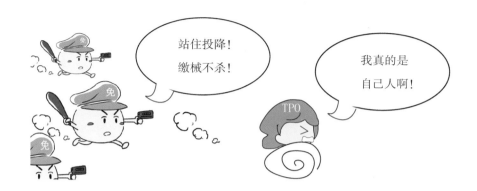

被毁坏的甲状腺细胞越多，流浪的Tg和TPO就越多，抗体自然也就越多，数值就像滚雪球一样，飙到正常值的几十甚至上百倍都是可能的。所以，很多人看到甲功化验单上抗体那夸张的数字就被吓倒了。

当然了，这还不是高潮！

没了家的T_3、T_4两兄弟一口气全部跑到了血液里流浪，跑到各个器官里去"打鸡血"，抽血检查就会发现T_3、T_4偏高，人就会出现甲亢的症状，例如：

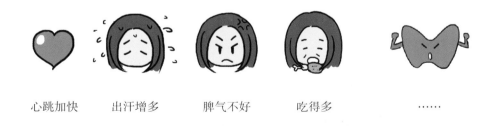

心跳加快　　出汗增多　　脾气不好　　吃得多　　……

不过，这种甲亢持续的时间比较短，等这一批入血的甲状腺激素被耗完了，也就没啥事了。所以，医学上称这种甲亢为"一过性甲亢"，我们也可以记为"假亢"。当T_3、T_4在血液中消耗一段时间，就会刚好符合人体的需求，人就会又变正常了。但是好景不长——

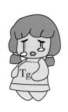

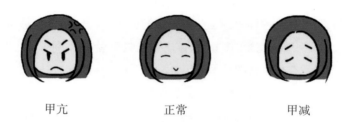

家都没了，就算想继续生小孩，"臣妾也做不到"啊！

生得太少，死的又多，甲状腺激素进入人口负增长阶段，T$_3$、T$_4$不够了，人就会变成甲减，出现各种甲减的不适症状。所以，许多有桥本甲状腺炎的朋友，都会经历这样截然不同的过程——

甲亢　　　　　　　　正常　　　　　　　　甲减

当然，这并非固定套路，具体还得看免疫细胞到底把甲状腺轰成了啥样。除了甲功不正常外，还有一部分朋友会有颜值上的忧伤：

脖子肿了，"伤不起"！

这是因为，当T$_3$、T$_4$不足时，"钦差大臣"TSH就会在大脑的催促下到甲状腺里来催产。TSH一多，就会刺激甲状腺增生，脖子就这么肿了。

3. 怎么才能知道自己有没有中招?

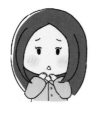

完蛋了,我越看越觉得自己中招了,怎么办?

这时候,就得来一套"三大体系,八项数据,你值得拥有"的超值检查套餐了!具体一点,它包括了这些项目:

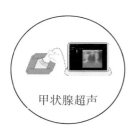

甲状腺超声

甲状腺超声能够帮助医生了解甲状腺状况,并辅助确诊。通常,桥本甲状腺炎患者的甲状腺可能出现"回声增粗""呈网格状改变"等描述。

甲状腺功能检查能够帮助医生了解患者的甲状腺功能情况。

甲状腺功能检查

抗体检查

抗体指标能够帮助医生了解患者的病因并辅助确诊。抗体通常包括TPOAb、TgAb、TRAb(促甲状腺素受体抗体)三项。通常,桥本甲状腺炎患者会有TgAb和/或TPOAb的明显升高。

总之,查完了这一堆,医生就能基本判断你到底是不是桥本甲状腺炎啦!

4. 桥本甲状腺炎，不要放弃治疗！

由于我们弄不清楚导致桥本甲状腺炎的病因，因此也就谈不上治好它，但放弃治疗也是万万不可的！事实上，并不是所有的桥本甲状腺炎都需要治疗。要不要治，关键看两点——

甲功是否正常　　　　　　　　　　　　　　　　　是否有症状

如果没有任何不适症状、甲功正常，仅仅是抗体升高，那么完全可以不必治疗，也不必吃药，更不必追求降低抗体。除了定期复查甲功之外，你什么都不用做，可以完全当自己是一个健康人。

如果甲功出现轻微异常，但没有任何不适，一般情况下也不必急着治疗，可以再观察一段时间复查甲功看看。

但如果有症状、不舒服或发现甲功明显异常，就需要考虑治疗了。但治疗通常也只是对症治疗，也就是头痛医头，脚痛医脚。

如果"假亢"了，可以观察。如果症状较为严重，可在

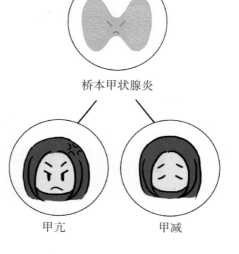

桥本甲状腺炎

甲亢　　　　　　甲减

医生指导下少量服用药物控制甲亢。如果甲减了，那就吃药补充甲状腺激素。哪里不对治哪里，So easy（如此简单）！

所谓的药，大名左甲状腺素钠片，就是下面这玩意儿。

姓名：$L-T_4$

属性：T_4

规格：$50\mu g$或$100\mu g$

关于这个药物，我们会在下一章来和大家详细说。可以肯定的是，只要剂量合适，它对人体是几乎没有任何影响的。对于一部分脖子肿了但是甲功正常、没有心血管疾病的患者来说，吃点这个还有助于"缩脖子、保颜值"。但具体要怎么吃，还得咨询医生。

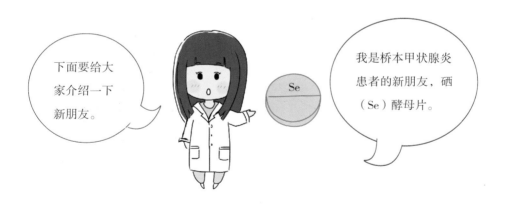

硒是一种微量元素，成年人每天仅需要$50\sim250\mu g$（总之这个量，少到超出你的想象）。但它在人体中的本事却是大大的！

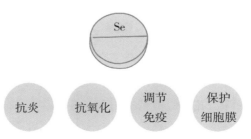

研究认为，适当补充一点硒，能够帮助保持甲状腺细胞膜的稳定，保护甲状腺细胞，降低TPO抗体。

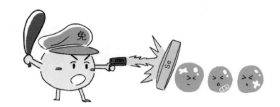

不过，它仅仅能起到辅助作用，并不能治愈桥本甲状腺炎，保护效果还因人而异，并非所有人都管用。更重要的是，它并非吃得越多越好，目前公认适合的补充量是每天200μg，不能多吃！吃多了是会中毒的！

此外，最近国外也有研究发现他汀类，也就是用来降血脂的药物，可能有控制桥本甲状腺炎、降低抗体的作用。但目前其仍在研究阶段，不能作为常规治疗方法来使用。

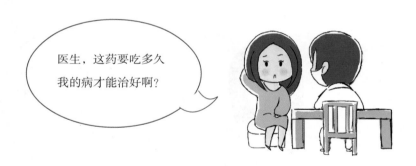

医生，这药要吃多久我的病才能治好啊？

以目前的医疗水平，说能治愈桥本甲状腺炎的都是"耍流氓"！当然，我们用不着感到恐慌与害怕，它虽然治不好，但只要甲功是正常的，没有症状，你就可以当它从未存在过！

5. 关于桥本甲状腺炎的那些纠结

纠结之一：抗体要怎么才能降下来？

答案是：到目前为止，还没有能够让抗体下降的特效药物。自身抗体的升降，几乎只能依靠自身免疫系统的调节。抗体不是医生不想让它降下来，而是没有行之有效的办法让它降下来。

对于医生来说，只要患者的甲功正常，甲状腺没有肿大、疼痛等症状，抗体高就没有什么关系，不必非要追求将它降低。

总之，甲功正常，没有不适，你就和健康人无异！抗体不降低，也没关系！

纠结之二：还能不能怀孕？

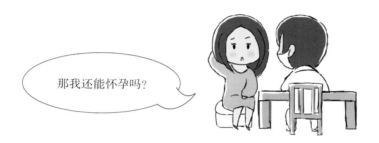

那我还能怀孕吗？

桥本甲状腺炎患者是可以怀孕的。前提是甲功持续保持正常，医生认为可以要宝宝。桥本甲状腺炎有一定的遗传倾向性，但这并不代表妈妈是桥本甲状腺炎，宝宝就一定是，关键看"孕"气！

当然，不管是要怀孕的、在怀孕的，还是没怀孕的，都要记住一件事——定期复查！

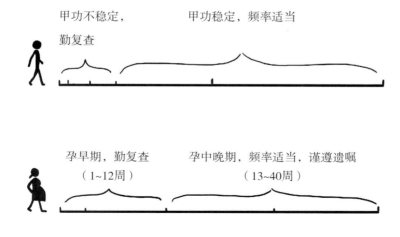

甲功不稳定，　　　甲功稳定，频率适当
勤复查

孕早期，勤复查　　孕中晚期，频率适当，谨遵遗嘱
（1~12周）　　　（13~40周）

纠结之三：桥本甲状腺炎，吃中药有没有用？

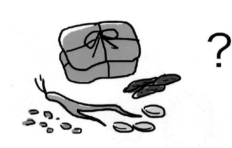

还是那句话，目前没有明确证据证明吃中药对治疗桥本甲状腺炎有效。因此，对于吃中药，我们不支持，也不反对。想要通过中药治疗尝试的朋友，可选择正规医院的中医科进行治疗，规范用药。

纠结之四：有桥本甲状腺炎患者更容易得结节、得癌吗？

从数据上来说，的确如此。这是因为，桥本甲状腺炎患者的甲状腺长期处于病变状态，总是受到来自免疫细胞的攻击，就会比健康人更容易发生结节。同理，结节也会更容易变坏。

但这并不意味着，所有桥本甲状腺炎患者都会得结节，更不代表得了结节就都会得癌。风险的提高仅仅意味着可能性增大，因此桥本甲状腺炎患者也完全用不着恐慌，半年或一年复查一次甲状腺超声即可。

纠结之五：还要不要增强免疫力？

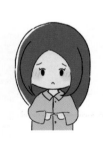

既然这个病是免疫力打自己人，那到底还要不要增强免疫力？

增强免疫力对于治疗桥本甲状腺炎本身没有什么用，但对人体的总体健康是有好处的！至少不会被自己人揍完，还得接着被坏人揍不是？

总之，桥本甲状腺炎并不是什么大不了的病，大家完全可以保持淡定的心情，享受美丽人生！

二、亚急性甲状腺炎，都是病毒惹的祸

相比桥本甲状腺炎的不走寻常路，亚急性甲状腺炎（简称亚甲炎）走的就是正规的发炎模式，套路不像桥本那么深，也从不把自己搞得高深莫测。我们不妨来一起了解一下这一场发生在甲状腺中的没有硝烟的战争。

1. 战争的第一阶段：病毒入侵

亚急性甲状腺炎，又被称为"病毒性甲状腺炎"，它的发病具有季节性，比如在容易感染病毒的季节里，它的发病率也会同步走高。

许多朋友会在病毒入侵的初级阶段，出现许多类似感冒的症状，例如：

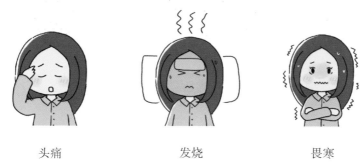

头痛　　　　　　　　发烧　　　　　　　　畏寒

的确，许多亚急性甲状腺炎患者在发病之前，通常先有如感冒、上呼吸道感染、腮腺炎等病毒感染疾病。由此，医生们判断，病毒感染是导致亚急性甲状腺炎发病的重要原因。

2. 战争的第二阶段：愤而甲亢

感冒症状持续一段时间后，就会慢慢"升级"，连带着啥毛病都出来了。比较典型的一些症状包括：

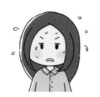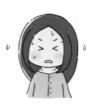

出汗多　　　　容易发火　　　　脖子肿大　　　颈部发硬、疼痛

亚急性甲状腺炎是这么多甲状腺疾病中，难得会以疼痛的方式狂刷存在感的一种。

这是因为病毒入侵，炮轰甲状腺，在短时间、高密度、重火力的打击下，甲状腺细胞很快就被轰成了断壁残垣，整个甲状腺就跟八国联军洗劫过后的圆明园似的。由于甲状腺细胞在短时间内死伤惨重，才会导致疼痛。

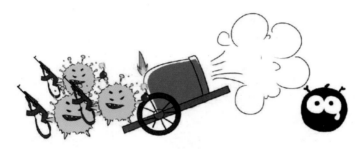

除了疼痛以外，亚甲炎初期的多数症状，都和甲亢一模一样。

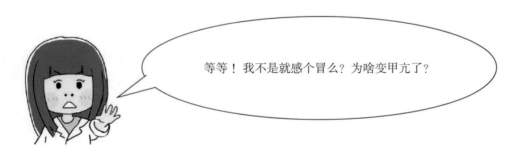

等等！我不是就感个冒么？为啥变甲亢了？

原本甲状腺激素做好后，被存在甲状腺细胞里。当甲状腺细胞遭到大面积破坏，甲状腺激素就这么哗啦啦地全流进了血液里。

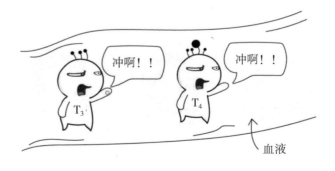

于是，血液里的甲状腺激素在短时间内暴增，搞得全身器官哪儿都很亢奋，于是人就甲亢了。此时如果抽血检查一些指标，结果会是这样的：

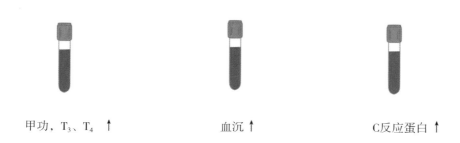

甲功，T_3、T_4 ↑   血沉 ↑   C反应蛋白 ↑

3. 战争的第三阶段：重伤甲减

虽然血液里的甲状腺激素激增，可甲状腺吸碘的能力却在下降，这种现象在医学上被称为甲状腺激素水平和甲状腺摄碘功能的"分离现象"。这是因为经过轰炸，甲状腺细胞死伤惨重，放眼望去哀鸿遍野，各项修复工作、援建任务亟待进行，就算看到了碘也没法吸收利用，导致甲状腺激素的制造后继无人。

制造激素的人手大幅减少，血液里的激素又用完了，此时人就会慢慢从甲亢变成甲减，症状也会从前面的无比亢奋，变成有气无力。可见，无论是桥本甲状腺炎还是亚甲炎，都可能经历甲亢—正常—甲减三部曲。

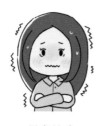 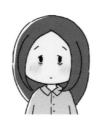 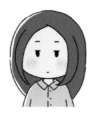

畏寒怕冷   食欲不振、乏力   冷漠脸

4. 战争的第四阶段：逐渐恢复

战争进行到最后，免疫系统会最终打败病毒，获得抗病毒战争的最终胜利。之后，甲状腺会进入休养生息的阶段，等到甲状腺激素生产慢慢走上正轨，甲减的症状也就会消失啦！

此时抽血检查会发现甲功恢复正常，血沉与C反应蛋白也会因为炎症反应的消失而回到正常范围内。由此可见，亚甲炎是一种自限性疾病，也就是说，即使不用治疗，它也会自己好。我们最常见的一种自限性疾病，就是感冒。

5. 亚甲炎，要不要治疗呢？

亚甲炎和感冒一样，要不要治疗，关键看症状。毕竟，症状太严重，患者也遭罪，吃点药物压制症状，可以让患者感受好一些。

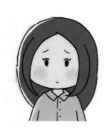 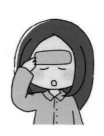 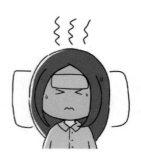

症状轻微，可不治疗，3~4周后自行痊愈　　疼痛明显，发烧不适，可吃一些退烧药+止痛药，如芬必得　　高烧不退，疼痛严重，用糖皮质激素治疗

在这里想要详细说说糖皮质激素。它与甲状腺激素不同，是肾上腺分泌的一种激素，也是我们平时说的长期大量吃会导致肥胖、长痘、月经不调等副作用的激素。但小剂量、短时间使用，并不会有什么副作用，朋友们也不必过于担心。

前面我们向大家介绍了甲状腺被病毒入侵后的惨状，但如果有少量糖皮质激素从旁辅助，情况或许就会大不相同。

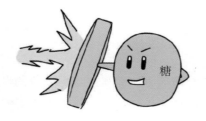

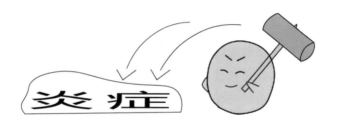

糖皮质激素有保护细胞膜稳定、抑制炎症反应的作用。有了它，原本可能会被"轰死"的细胞，现在可以负伤存活；原本可能重伤的细胞，现在可能只是受到轻伤甚至毫发无损。活下来的细胞多，甲状腺恢复得就快，甲状腺激素的生产就不会受到严重的影响。

如果炎症反应严重而持久，死掉的细胞太多，人就可能变成终生甲减，需要终生吃药。

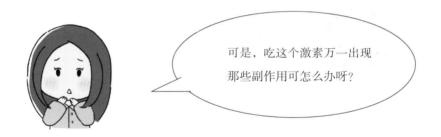

可是，吃这个激素万一出现那些副作用可怎么办呀？

糖皮质激素的各种副作用，通常多见于长期、大剂量服用，但对于亚甲炎来说，它只是暂时出场帮忙减轻症状，顺手帮甲状腺一个小忙。一般情况下，只有在症状较为严重的前4~6天需要吃较大剂量的糖皮质激素，从第二周起就会开始减药，一般一个月左右停药。在这样的时长和剂量下，副作用基本很小，大家不必担心。

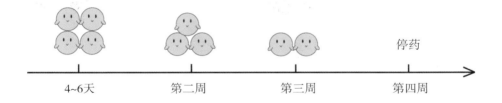

现阶段，医生们对糖皮质激素的使用存在一定争议。部分医生认为应在疾病早期使用糖皮质激素，避免甲状腺损伤过重导致永久性甲减。另一部分医生认为如果症状可被普通的退烧药、消炎药控制，不建议过早介入使用糖皮质激素，因为使用糖皮质激素复发的风险较高。但具体要如何治疗，还得听医生的建议，以及具体看患者的症状、病情严重程度来决定。

至于出现的甲亢、甲减症状，通常认为不需要服用药物，因为随着病程的发展，这些症状都会自行消失。当甲亢状态下患者心率过快时，可服用护心药，如果甲亢程度严重，也可服用少量药物来治疗。

6. 亚甲炎，有没有啥注意事项？

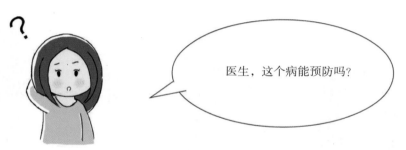

医生，这个病能预防吗？

与桥本甲状腺炎不同，和感冒相似的亚甲炎是能够预防的，关键在于增强免疫力。所以，平时还是要做到这几件事：

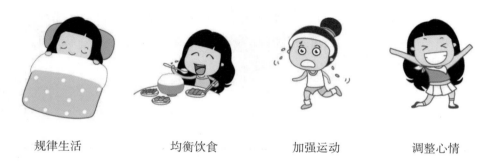

规律生活　　　均衡饮食　　　加强运动　　　调整心情

对于仍在生病的朋友，一定要多睡觉、多睡觉、多睡觉，少熬夜、少

熬夜、少熬夜！在休息不足的状态下，病程极有可能反复，久治不愈。所以，一定要记住：保证休息、均衡营养、少操心！

现在，对不怎么为人所知的亚甲炎，你是不是也有一些了解了？

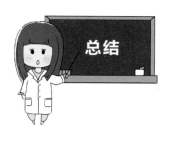

1. 桥本甲状腺炎是由于自身免疫系统攻击甲状腺细胞导致的自身免疫性疾病，亚急性甲状腺炎是由于病毒感染导致的。

2. 桥本甲状腺炎与亚急性甲状腺炎一样，都可能出现甲亢—正常—甲减三部曲。

3. 桥本甲状腺炎通常存在TPOAb和/或TgAb异常，亚急性甲状腺炎则通常存在血沉与C反应蛋白的异常。

4. 桥本甲状腺炎与亚急性甲状腺炎，一种不能根治，一种不需要治。需不需要吃药，关键看是否有症状。

08

甲减，是激素
供不应求的悲伤

在前面几章里，我们已经见过了好多次"甲减""甲亢"，但我们一直没有来详细地解释一下它们到底是个啥。在本章，我们就来详细地聊一聊，到底什么是甲减？导致甲减的原因是什么？对付甲减，我们又该怎么办？

一、甲减到底是个啥?

甲减，全称"甲状腺功能减退症"。用学术一点的方式来描述，就是指因为各种原因引起的甲状腺激素的合成、分泌或者生物效应不足导致的机体代谢减慢的综合征。用通俗点的话来说就是：身体所需要的甲状腺激素不够了，人体处于甲状腺激素供不应求的状态。

二、遇到了甲减，会变成啥样?

我们的人体，需要用甲状腺激素来发热，当甲状腺激素不够时，就很容易出现代谢减慢的各种表现，比如：

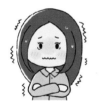

畏寒怕冷

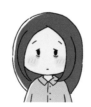

食欲不振、乏力

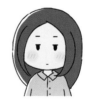

冷漠脸

还有一些特别明显的症状就是心跳减慢，心音低，血压也偏低。

当然，我们说过，甲状腺激素会跟着血液到全身的各个器官去发挥作用，当它不够用的时候，身体的各个器官也会争先恐后地出现各种问题。

表现在神经系统方面，就是一个原本活泼可爱、脑子转得快的人，可能会出现反应迟钝、记忆力减退，而且嗜睡，处于睡不醒的状态。

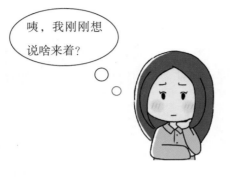

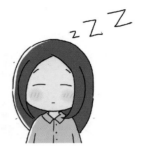

记忆力减退 嗜睡

表现在消化系统方面，容易出现食欲不振、难以消化，并且便秘。当然少女们先别开心，甲减真的没法让你成功减肥！

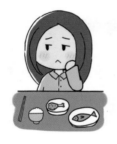

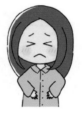

食欲不振 便秘

除了这些外，患上甲减的人还容易出现肌肉无力、贫血，甚至影响性功能。女性可能出现经期延长、月经量过多、不易怀孕，男性则可能出现阳痿、性功能减退。

典型的甲减症状，迪士尼动画片《疯狂动物城》里那只叫作"闪电"的树懒能在一定程度上来代个言。

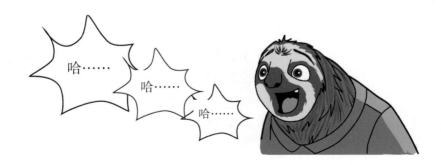

哈…… 哈…… 哈……

当然啦，这只是开个玩笑，真正的症状并没有夸张到树懒这样的程度。但由于这些症状属于非特异性症状，不健康的生活习惯、其他的疾病等都可能导致这些症状的发生，所以，当出现嗜睡、乏力、食欲不振时，可以先简单地来做一个自我判断：

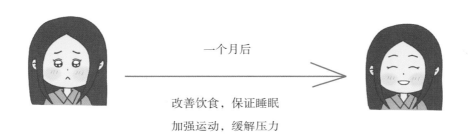

一个月后

改善饮食，保证睡眠
加强运动，缓解压力

如果调整过后有好转，说明只是因为加班太多、休息不够、生活太混乱，注意保持良好的生活习惯即可。

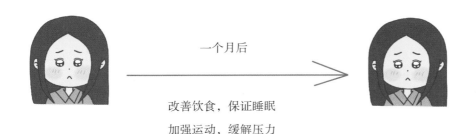

一个月后

改善饮食，保证睡眠
加强运动，缓解压力

如果调整了情况也没有好转，甚至更糟，则需立刻找医生就诊。即使不是甲减，也可能是其他的疾病。

三、好好的，咋就甲减了呢？

很多确诊患了甲减的朋友都对自己为啥甲减了百思不得其解。其实，导致甲减的原因还真不少，一般比较常见的是这些：

第一种：甲状腺被切了

因为结节、甲状腺癌或结节合并了甲亢，都可能导致甲状腺被部分切除甚至全部切除，就可能出现一段时间的甲减或者终生甲减。

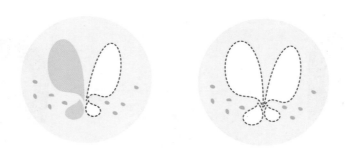

甲状腺毕竟是人体中"独家认证"的甲状腺激素工厂，"只此一家别无分店"，"工厂"突然没了，或者垮了一大半，激素自然就供不应求了。

第二种：甲状腺受到攻击

如同我们在上一章里介绍的，当甲状腺遭到自身免疫系统的攻击，或遭到病毒的攻击，甲状腺激素的产量就会下降。

毕竟，咱们都不能要求甲状腺细胞当重伤之下坚持干活的劳模不是？

第三种：碘-131大杀四方

碘与碘-131是堂兄弟，二者唯一不同的是碘-131有放射性。

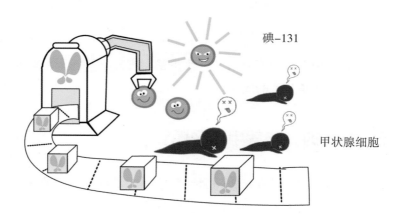

碘-131

甲状腺细胞

当碘-131进入甲状腺工厂，自身的射线就会开始大杀四方，甲状腺细胞纷纷阵亡。如果一个不小心杀伤力过大，火力过猛，变成"炮灰"的细胞过多，就可能导致甲减。通常，这种情况多见于使用碘-131治疗甲亢的患者。

第四种：抗甲状腺药吃得太多

抗甲状腺素是一类药物，它主要用来治疗甲亢，它会让甲状腺激素车间停产，不让碘被做成激素。

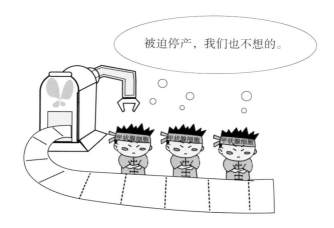

通常我们称这种情况为"药物性甲减"。如果剂量不适合吃得太多，把甲状腺功能压制得太厉害，人就可能从甲亢变成甲减。

第五种：碘吃得太少了

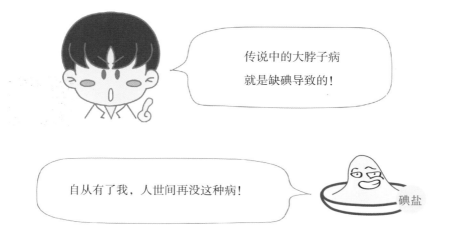

在几十年前，内陆地区的大脖子病还比较普遍。大脖子病，实际上就是缺碘性甲减，其典型症状是脖子肿大，根本原因是缺碘。当碘不足时，甲状腺激素自然也不足，大脑就会没完没了地派出TSH前去催产。TSH会刺激甲状腺细胞增生，于是细胞们子又生子，子又生孙，孙又有孙，子子孙孙无穷尽也，结果就是细胞大量增生，导致甲状腺连带整个脖子肿大。

当然，还有一些比较少见的导致甲减的原因，比如垂体前叶功能减退、下丘脑病变等，但发生的不多。

四、是不是甲减，医生是怎么知道的?

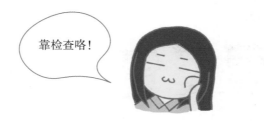

判断甲减，主要检查包括"三大体系，七项数据"。嗯，主要就是下面这些:

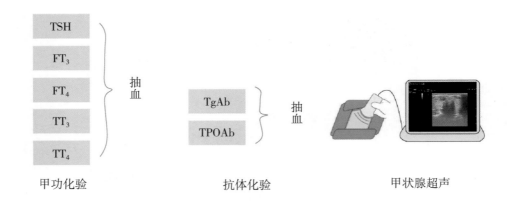

甲功化验能让医生知道患者的甲状腺功能指标，了解是否患了甲减及甲减的严重程度，而抗体化验与甲状腺超声则是为了辅助医生弄清甲减的病因，以便更好地对症下药。

如果甲功报告变成这样的状态：

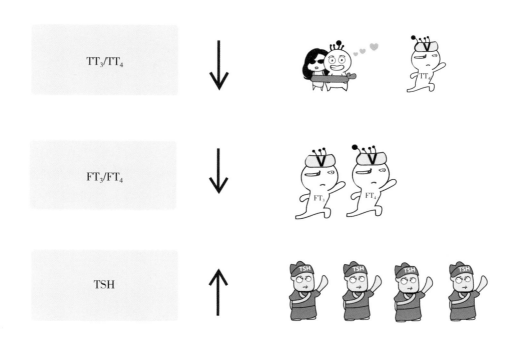

这种情况，叫作"临床甲减"，意思就是"你这铁板钉钉是甲减没跑了！去找医生吧！"

但有时候，并不是所有的指标都会不正常，比如我们还可能看到这样的检查报告：

TT₃/TT₄	正常	

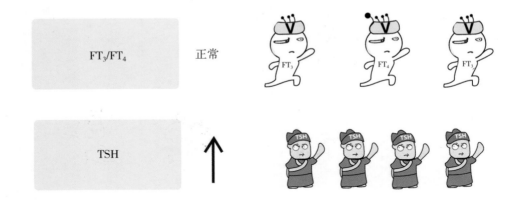

FT_3/FT_4	正常
TSH	↑

这种情况，在专业上叫作"亚临床甲减"。就像亚健康是健康与疾病的中间地带一样，亚临床甲减也是甲减和健康的中间地带。遇到这样的情况，是否需要治疗，关键就看是否有症状，以及TSH的数据具体是多少。

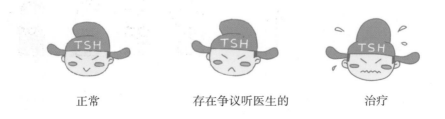

正常　　　　　　存在争议听医生的　　　　治疗

TSH非常灵敏，能比T_3、T_4更快地反映出身体的异常，所以，只要它是正常的就不需要担心。总之，数据到底正不正常、要不要治，医生说了才算数！

五、甲减了，来说说药物的那些事

其实，甲减虽然很烦，但它并不凶残，治疗的方法也非常简单——吃药就好啦！

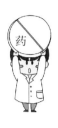

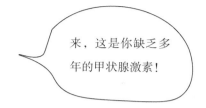

来，这是你缺乏多年的甲状腺激素！

所谓的"药"，大名叫作左甲状腺素钠片，洋名叫L–T$_4$，包括优甲乐（进口）、雷替斯（进口）、加衡（国产）等品牌。当然，这些品牌没有什么本质上的区别，实在买不到某个品牌，也可以用其他的品牌来代替。

姓名：L–T$_4$
属性：T$_4$
规格：50μg或100μg

或许你要问，甲状腺激素有T$_3$和T$_4$，为啥要补T$_4$，不是补T$_3$呢？这就要从两兄弟的性格说起了。它们虽然都是甲状腺激素，但是性格却不太一样。

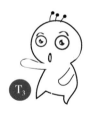

我们很萌，但很有用！

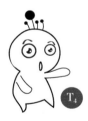

T$_4$虽然多一个碘，但它活性弱，喜欢细水长流，不喜欢一上来就"搞个大新闻"。它在甲状腺中的产量更大，在血液中能工作一周。这个工作时间，用专业术语来说，叫作"半衰期"。

T$_3$与T$_4$不同，它活性很强，爆发力十足，能在短时间内发挥出强力的作用。不过一切爆发力强的东西，都有一个缺点叫作续航能力不足，基本1小时以后，T$_3$就和大家说再见了。

所以，除了比较紧急的情况需要在短时间内以最快的速度提高甲状腺激素在血液中的浓度外，其他的时候，都会用T_4来进行平稳、安全的治疗。

L–T_4价格亲民，服用方便，孕妇、孩童、老人都可以吃，因为它本身就是我们的身体生产出来的东西，每天按时、按量服用，基本不会有什么副作用。当然，吃多吃少都不好，所以需要我们定期复查甲功。

特别需要注意的是，大豆类食物和钙片可能影响L–T_4的吸收，因此，在服药前后半小时注意避开大豆类和豆制品、钙片，能更好地保证药效。

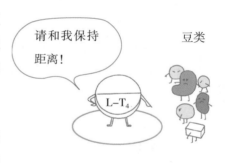

既然说到了吃药的问题，很多朋友最关心的问题莫过于：我要吃多久才能停药？我总不能吃一辈子药吧？到底能不能停药，还得听甲状腺的！一般情况下，根据甲状腺的情况分为三类：

第一类：甲状腺遭遇"一剪没"，从此停药是路人

如果经历了甲状腺全切或次全切手术，甲状腺要么全没了，要么剩一点意思意思，都已经没有办法为人体提供足够的甲状腺激素。因此对于这部分朋友来说，该吃的药还得吃，停药什么的不现实。

第二类：有时候甲状腺很任性，能不能停药看人品

这一类朋友或是遇到了桥本甲状腺炎，或是切除了部分甲状腺或接受了碘–131治疗，都有一个共同点：甲状腺受到了一定程度的损伤，但其功能完全可能"春风吹又生"。

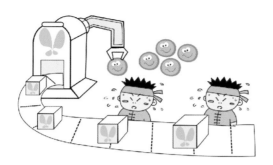

对于这部分朋友来说，虽然在开始的一段时间内需要吃药来补充不够的甲状腺激素，但剩下的甲状腺细胞完全可能奋发图强，干起活来一个顶五个，把损失部分的功能也肩负了起来，甲功恢复了正常，就不必再吃药了。这种情况，医学上叫作"代偿"。

第三类：有时候，压根不用吃药

当遇到亚甲炎这样的自限性疾病时，它完全可能过段时间自己就好了，因此很多时候不必吃药。

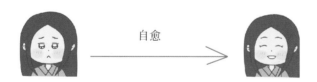

自愈

如果只是药物吃太多，在医生指导下减药或停药即可。

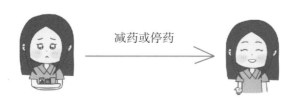

减药或停药

总之，关于药物的一切，谁说了都不算，只有医生说了算！

六、最后来说说那些小问题!

甲减了复查甲功,到底多久复查一次呢?

 甲功不稳定:1~3个月

 甲功稳定:半年至1年

甲功的复查频率根据病程的不同而不同,早期甲功不稳定时,复查相对比较频繁;一旦甲功稳定下来了,频率就可以逐渐降低。

七、甲减了,会变成癌么?

虽然很多朋友都对此表示很害怕,但不要担心,这两者真没啥直接关系。相比甲减,你对甲状腺癌的恐慌,反而比较容易把癌给招来。

总之,甲减虽然有点烦,但它真没那么可怕。面对甲减,不要惶恐,

甲减 甲状腺癌

不要紧张,坚决响应号召,做好打持久战的准备!甲减了,你也还是你!

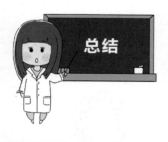

1.甲减,就是甲状腺激素不够了。

2.怕冷、易疲劳、乏力、食欲不振、反应变慢等,都是甲减的典型症状。

3.如果甲功检查报告显示T_3、T_4降低,TSH升高,就说明是甲减了,应该接受治疗。

4.治疗甲减,只需要服药补充甲状腺激素即可。

09

甲状腺激素的调整，
全靠"折腾"

曾经看过这样一条心灵鸡汤："人生就像心电图，有高峰也有低谷。如果像一条直线一般一帆风顺，那和死了无异。"细细想来，人都是在"折腾"中才能生生不息，比如人体中的甲状腺激素……

或许你也曾和我们一样有过这样的好奇心：为什么T$_3$、T$_4$升高，TSH就降低呢？为什么它们不能一起升高或降低呢？这就要从"头"说起了。

在我们的大脑中，有一个叫"下丘脑"的部分。它是调节内脏活动和内分泌活动的较高级神经中枢所在，我们姑且可以称它为内分泌公司的"霸道总裁"。

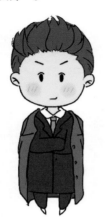

"霸道总裁"很能干，但也有一些缺点。比如：它特别容易受到寒冷、紧张等因素的影响。

当甲状腺激素不足时，人体热量不足，就容易感到寒冷。作为一个合格的、怕冷的"霸道总裁"，下丘脑就会紧急招来它的"秘书"——TRH，让它把自己的命令传递下去。

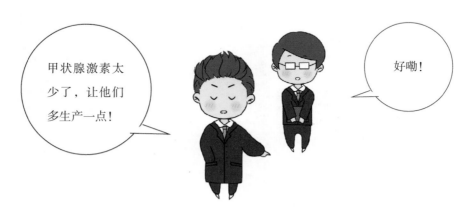

甲状腺激素太少了，让他们多生产一点！

好嘞！

"总裁秘书"TRH，大名促甲状腺激素释放激素。它负责将总裁的命令传递给负责干活的"执行总监"——垂体。垂体，住在大脑的一个旮旯里，负责将总裁布置的任务一件一件地落实。

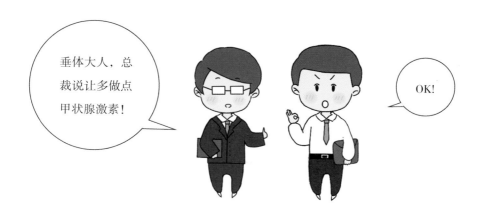

当然，垂体要做的事情也是很多的，于是它也招了一个"秘书"叫TSH，负责帮它把话带到甲状腺并监督甲状腺生产激素。

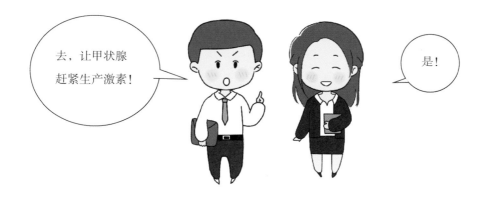

于是，一大批TSH雄赳赳气昂昂，赶赴甲状腺，开展催产工作。

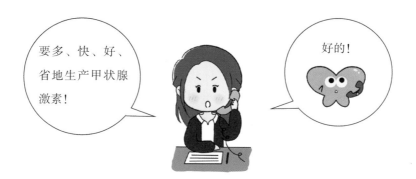

于是，甲状腺铆足马力开始拼命制造甲状腺激素，并将它们一批一批又一批，两批三批四五批地往血液里送，送着送着，人体就成了一片T_3、T_4的海洋。

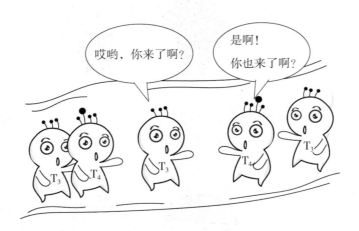

T_3、T_4跟着血液全身跑，自然也是会到垂体那里去打个招呼的。垂体一看：不得了！T_3、T_4这么多，这是要造反啦！于是，它又风风火火地忙着开始干两件事：

① 叫停TSH

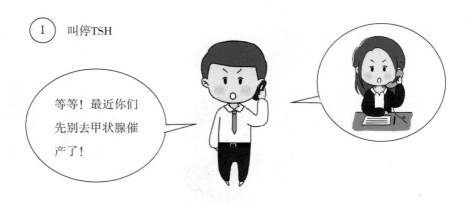

② 不理TRH

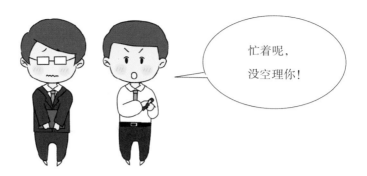

忙着呢，
没空理你！

叫停了TSH的催产，顶住来自TRH的压力，等到血液里的甲状腺激素一点点消耗完了，人又开始因为甲状腺激素不足而感到寒冷，于是下丘脑再次发号施令让秘书去催促生产激素……

甲状腺激素的平衡，就是在这样的"折腾"中生生不息的。医生将这个"折腾一条龙"称为"下丘脑-垂体-甲状腺轴"。垂体负责分泌TSH，又接受来自血液中T_3、T_4的信息反馈，这被称为甲状腺激素的负反馈机制。正因为有这样的机制，甲状腺激素才能在一个正常范围内波动。

因此，当垂体发生病变的时候，也很容易出现甲减或者甲亢，这种情况叫作"垂体性甲减或垂体性甲亢"，病因并不是甲状腺自己出了问题，而是控制中枢垂体犯病了。

当然了，如果人体的免疫系统"被黑"，出现了"抽风"的情况，来了一群不受垂体控制的"山寨TSH"，那问题就大了！关于这个"山寨TSH"的种种，我们在下一章来告诉大家！

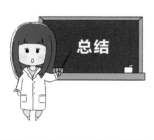

总结

1. 下丘脑通过释放TRH作用于垂体，调节垂体TSH的分泌，而TSH则可刺激甲状腺合成和分泌甲状腺激素。

2. 当体内T_3、T_4过多时，TSH分泌会减少，避免甲状腺生产过多的甲状腺激素；反之，则TSH分泌会增多，促进甲状腺生产更多的激素来满足身体的需要。这就是下丘脑-垂体-甲状腺轴的负反馈机制。

3. 当中枢垂体发生病变时，则可能引起下丘脑-垂体-甲状腺轴调节异常，从而出现中枢性甲减或甲亢。

10

甲亢：今天的
激素又多了

在前面的章节里，我们已经了解了甲减。在这一章里，我们要来给大家介绍一个甲减的180°反转对象——甲亢。

一、甲亢是什么？

所谓"甲亢"，全名"甲状腺功能亢进症"，它是由于各种原因，导致甲状腺呈现高功能状态，引起甲状腺激素分泌增多，造成机体各系统兴奋性提高，以代谢亢进为主要表现的临床综合征。

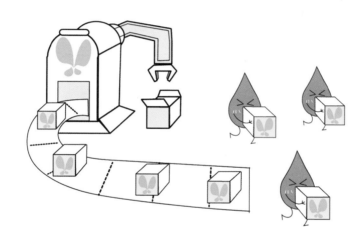

用大白话来说就是：甲状腺打了鸡血，生产的激素太多了，供过于求的状态。

尽管对于普通人来说，甲状腺激素多了，都可以叫作"甲亢"。但从医学层面的角度严格地来说，只有当甲状腺自己有毛病，生产了过多的激素，才叫作甲亢。

如果不是甲状腺的问题，而是因为其他原因，如药物吃太多了，导致血液循环中的甲状腺激素增多，则叫作血液中甲状腺激素过多的一种状态。总之，这时候血液中多出来的甲状腺激素并不是甲状腺按照正常流程原装生产，而可能是通过其他办法"偷税走私"进入人体的。

当然啦，这个区别咱们普通人知道一下就好了，也用不着过于纠结，毕竟，到底是啥、怎么治，那都是医生大人们的事儿啦！

二、甲状腺激素过多会怎样？

既然甲状腺太少，人就会不太好，甲状腺激素过多，自然也会有各种不适症状。其实，甲亢的典型症状说起来，基本就是甲减的180°大反转。

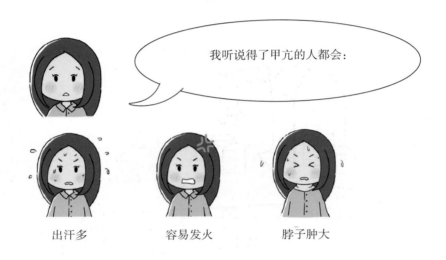

我听说得了甲亢的人都会：

出汗多　　　　　　容易发火　　　　　　脖子肿大

大家所了解的这些，都是甲亢较为常见的症状，但并不是每个人都会出现这些不适，甲亢也远远不止如此。

实际上，出汗多正是高代谢综合征的表现之一，甲状腺激素过多导致交感神经亢奋，人容易出现怕热、大汗淋漓的情况，还容易饿，甚至怎么吃也吃不胖。

如果你以为甲亢可以减肥，那就大错特错啦！因为事实上，得甲亢的大胖子更多！这是因为部分甲亢患者在吃药治疗后仍不控制食欲，吃得太多，自然就悲催地胖啦！

除了高代谢综合征，甲亢的另一明显症状，表现在心血管系统上。

得甲亢的朋友很容易出现心跳加快、心慌气短等不适症状，还可能胸闷、血压升高。

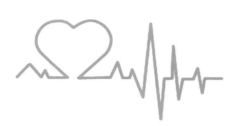

尽管人体在紧张、运动等情况下心跳都会加快，但在安静状态下，正常的心跳次数应当为60～90次/分，但甲亢患者心跳次数可以达到100次/分以上，甚至120次/分以上。

表现在精神、神经系统上，则容易出现烦躁易怒、失眠或睡眠质量差，双手前伸平举有明显颤抖等症状。

表现在消化系统上，则会出现肠道蠕动变快，导致大便次数增加，

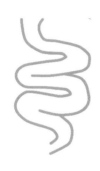

出现稀便的情况。如果是有便秘史的朋友，便秘可能消失；没有便秘的朋友，则可能出现腹泻。吃了东西却走心不走胃，吃得多拉得也快，这着实有些悲剧！

除此之外，部分患者还容易出现眼部症状，如突眼、水肿、畏光、容易流泪等。过多的甲状腺激素同样会对生殖系统造成影响，女性可能出现月经减少甚至闭经，而男性容易出现阳痿。在其他方面，还容易造成免疫力低下、骨质疏松等。

如果长期不控制甲亢，甚至可能引起甲亢危象，危害生命安全。相比甲减，甲亢的战斗力着实是要彪悍许多啊！

三、好好的为什么会惹上了甲亢?

多数情况下，还真只能怪自己！

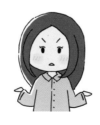

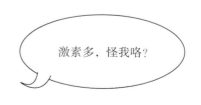
激素多，怪我咯?

数据表明，80%～85%的甲亢都属于自身免疫性甲亢。这种甲亢的名称叫作Graves病，中文名叫格雷夫斯氏病，简称GD。

在前面桥本甲状腺炎的章节中，我们给大家介绍过所谓的自身免疫性疾病，就是免疫系统攻击自己人。然而Graves病，却和桥本甲状腺炎不太一样，我们不妨继续从免疫系统说起！

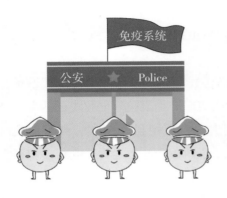

免疫系统，就像身体里的警察局，有着许多的警察叔叔（免疫细胞）。

虽然大家都是做警察的，但分工却不太一样。就像现实生活中，警察也有分管交通的、管抓贼的、管缉毒的……免疫系统里也是一样的。

在免疫系统中，人口最多的要数"T淋巴细胞大队"，下分四个不同分工的小队。

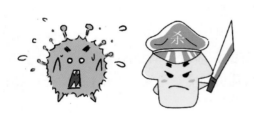

一小队，叫作"杀手T细胞"。它们人如其名，"战斗力彪悍"，专业和抗原们"干架"，保护人体安全。

二小队，叫作"辅助T细胞"。它们性格有点怂，遇到坏人自己不上，专业负责拉后援喊人手，把后援召唤到干架现场。

辅助T细胞喊来的后援，非常"大牌"，属于免疫系统里的"战斗机"！它们的名字叫B淋巴细胞。

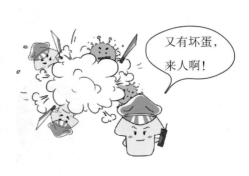

又有坏蛋，来人啊！

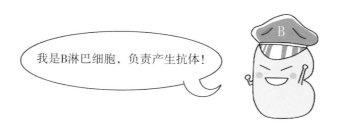

我是B淋巴细胞，负责产生抗体！

在桥本甲状腺炎一章中，那些被造出来追着Tg和TPO喊打喊杀的抗体，就是B淋巴细胞的杰作了。抗体与杀手T细胞一相逢，便"胜却人间无数"，可说是"神挡杀神佛挡灭佛"。当它们杀红了眼，就不可避免地误伤自己人，甚至追着自己人也一通狂砍，搞出伤敌一千自伤八百这样的乌龙。

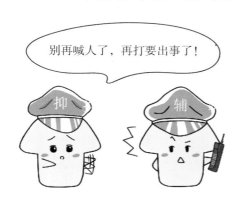

别再喊人了，再打要出事了！

为了避免这种自残事件的发生，减少杀手的量是关键。战斗力贵精不贵多嘛！这时候，三小队"抑制T细胞"，就会负责出来劝架。

抑制T细胞，抑制的主要是辅助T细胞的功能，不让T细胞没完没了地召唤后援。

还有作为"头脑派"的四小队，叫作"记忆T细胞"。这类细胞负责记住入侵者的长相，保证下次它们入侵人体时，巡逻警察们能第一时间认出它们。

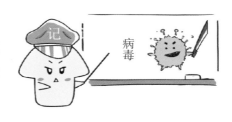

病毒

当抑制T细胞因为不知名的原因出现功能障碍时，在辅助T细胞的召唤下，B淋巴细胞就会造出一大堆的抗体来对付自己人，比如甲状腺球蛋白抗体（TgAb）、甲状腺过氧化物酶抗体（TPOAb）、促甲状腺素受体抗体（TRAb）……

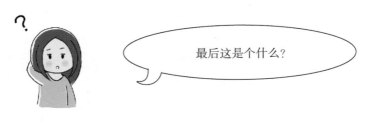

最后这是个什么?

TRAb，这正是导致Graves病的罪魁祸首！

我们已经知道了当血液循环中的甲状腺激素不足时，垂体会派出促甲状腺素，就是TSH到甲状腺催产。但TSH是一个矜持的传令官，它得先找一个办公室坐下，才能发号施令。

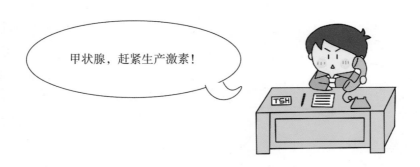

甲状腺，赶紧生产激素！

这个办公室，就是"促甲状腺素受体"，它位于甲状腺滤泡细胞的细胞膜上。TSH从垂体赶到甲状腺后，得先找到位于细胞膜上的办公室，进去坐下了，才能开始它的催产大业。

当免疫系统"抽风"了，B细胞就会误以为这个办公室是敌人，并针对办公室做出一堆抗体——促甲状腺素受体抗体（TRAb），赶在TSH之前抢占了办公室。

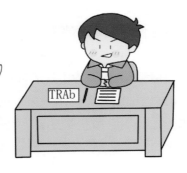

嘻嘻嘻！我是抢占
办公室小能手。

可怜的TSH，被抢了办公室，啥也干不了，只能在办公室外干瞪眼。

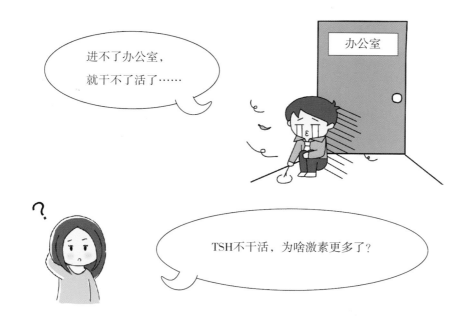

这是因为，TRAb有类似TSH的功能，它霸占了TSH的办公室，也像模像样地干起了催促甲状腺生产激素的活儿。

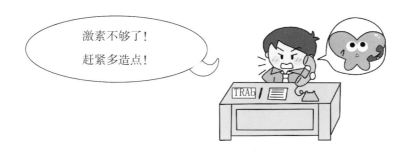

根据"下丘脑–垂体–甲状腺反馈轴"的原理，当血液循环中T_3、T_4过多时，垂体就会叫停自家的秘书TSH，让人体先把血液里的甲状腺激素消耗完，再产下一批，以保证人体中的甲状腺激素水平在一个合理的范围内波动。

可是，TRAb不按正常套路走哇！它不在这个反馈轴的原理范围内，不像TSH一样听垂体的话，垂体拼命减少TSH的值也没有用，因为真正在催产的是TRAb。

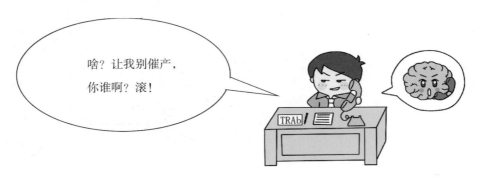

啥？让我别催产，你谁啊？滚！

最终，没人制约还被拼命催产的甲状腺就"迈着魔鬼的步伐"，"摩擦摩擦"，根本停不下来！

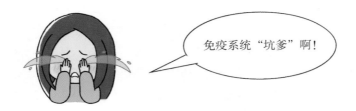

免疫系统"坑爹"啊！

免疫系统岂止"坑爹"，还很"坑娃"！大多数Graves病都有家族遗传性。当然啦，这并不代表父母是GD患者，宝宝就一定是。

除了自身免疫，导致甲亢的还有这些原因：

比如，甲状腺自己生病了，如桥本甲状腺炎、高功能腺瘤或多发结节，都可能导致甲亢。

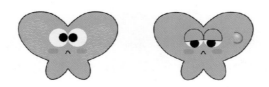

比如，甲状腺遭到细菌、病毒入侵。当细胞被破坏，大量激素一口气入血，导致一过性甲亢。

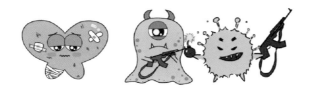

比如，药吃太多了。如果吃了剂量过大的含碘药物（如抗心律失常药胺碘酮）和甲状腺激素，就可能导致药物性甲亢。

 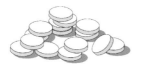　　　　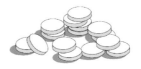

胺碘酮　　　　　　　　　　　　　　　　　　　　　　　　　L–T$_4$

比如，做了准妈妈。准妈妈体内的孕激素HCG（人绒毛膜促性腺激素）和TSH长得有点像，有一定的催促甲状腺激素生产的作用。催着催着……你懂的！

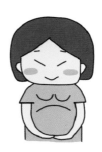

四、到底是不是甲亢，咋知道?

甲状腺检查的套路，想必看到这里，大家都很熟悉了：

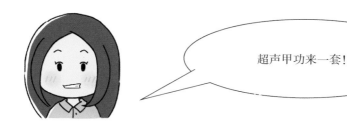

超声甲功来一套！

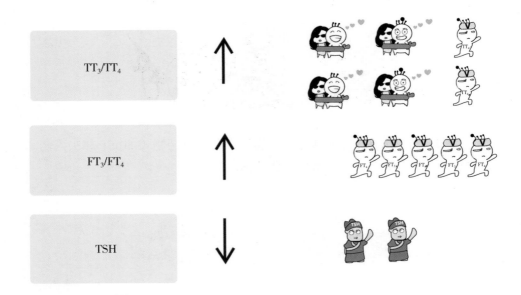

如果遇到了这样的"两高一低"，那就是甲亢没跑了！
有时候也会遇到这样的情况：

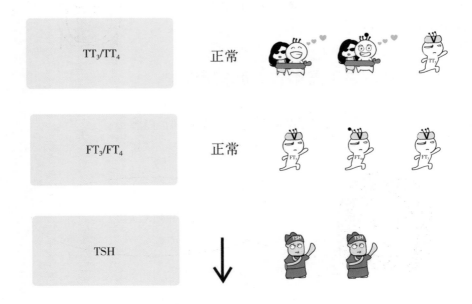

这种情况，叫作"亚临床甲亢"，它处于"甲亢"和"健康"的中间地带。要不要治疗，还得看症状！

2. 抽血查抗体（辅助了解甲亢的病因）

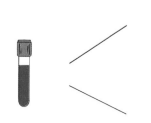

TgAb、TPOAb：异常说明可能是桥本甲状腺炎

TRAb：异常说明可能是GD

如果这三个抗体都异常了，那么就说明可能是桥本甲状腺炎和GD组队而来！

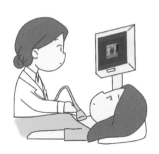

3. 查甲状腺超声（观察甲状腺形态，辅助诊断）

当抽血与超声"强强联合"，医生基本就能够比较准确地诊断导致甲亢的原因啦！

4. 偶尔会做ECT检查

ECT检查也叫作核素检查，或者叫作甲状腺核素静态显像，总之，它用于帮助医生了解甲状腺的情况，制定合理的治疗方案。现在ECT检查虽已退居二线，但依然在甲亢以及高功能腺瘤的诊断上发光发热。

ECT检查需要患者先摄入放射性元素，目前用得比较多的是锝–99与碘–131。

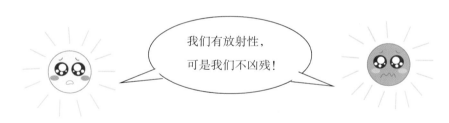

我们有放射性，可是我们不凶残！

它们虽然有放射性，但在检查情况下剂量微小，杀伤力几乎可以忽略不计。而且并非所有人都需要做ECT，所以不必担心哦！

五、我们该拿甲亢这个小妖精怎么办？

俗话说，兵来将挡，水来土掩。甲亢来了，我们也有三招：

药物   放射性碘–131   手术

1. 吃药

吃药治疗甲亢，专业术语叫作"抗甲状腺素治疗"，简称ATD。它适合这些人：

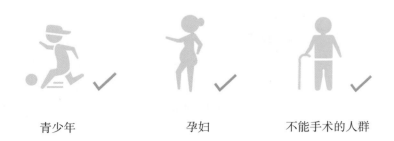

青少年   孕妇   不能手术的人群

那么，药物都干了些啥呢？之前我们讲过，甲状腺激素是碘和甲状腺球蛋白（Tg）在"酶婆"（TPO）的作用下结合生产出来的产物。

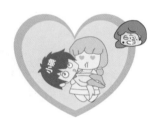

所以，想要少产生甲状腺激素，最简单的办法就是单身主义！

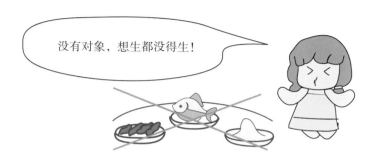

没有对象，想生都没得生！

不过，完全禁碘是不太可能的，我们还是会或多或少地吃一些，于是医生们想到了第二招——丁克主义！

只要绑走"酶婆"，那么碘和Tg见了面也完全干不了啥事。不生孩子，那就万事大吉！药物就是利用这样的原理来治疗甲亢的。

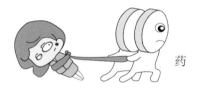

药

基本上，我们平时会用到的药物分为两种：

甲巯咪唑   丙硫氧嘧啶

这两种药物在功能上没有什么太大的差别，只是甲巯咪唑起效快，副作用更小，是目前的临床一线用药。丙硫氧嘧啶由于具有"难以通过胎盘"这样的特征，一般用于甲亢孕妇在孕早期的治疗，到了孕中后期，为了减少对孕妇的影响，会再次换回甲巯咪唑。

除了这两种药物外，考虑到甲亢会带来全身各个系统的症状，医生还会开一些用来帮忙的药物，如：

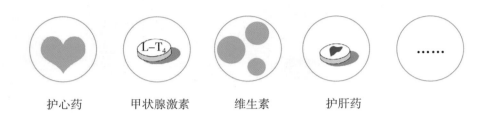

护心药　　　　甲状腺激素　　　　维生素　　　　护肝药　　　　……

当然啦，"是药三分毒"，虽然这句话对于正常补充甲状腺激素的甲减患者来说并不成立，但对于进行ATD治疗的患者来说，是不变的真理。

治疗甲亢的药物都有一定的副作用。首先是对肝功能的影响，容易导致转氨酶升高；其次是对血液系统的影响，会导致淋巴细胞减少。因此，对于甲亢患者来说，定期复查非常重要。而具体的复查频率会因人因病而异，具体需要听从主管医生的安排。

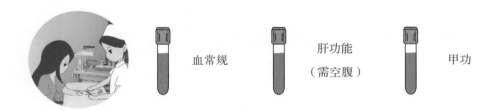

血常规　　　　肝功能（需空腹）　　　　甲功

在服药的过程中，还可能出现其他的不适，最常见的是药疹，也就是过敏。如果不是很严重，可以到医院请医生开抗过敏药物；如果比较严重，医生会考虑停药，更换其他的治疗方案。因此，服药后出现任何不适，无论是否严重都一定要告知医生，让医生来判断是否可以继续采用原方案治疗。

吃药治疗的好处是比较方便，但缺点是疗程较长，通常为1~2年，而且容易复发。

2. 碘-131治疗

当患者遇到下面这些情况，医生就可能考虑给患者进行碘-131治疗了：

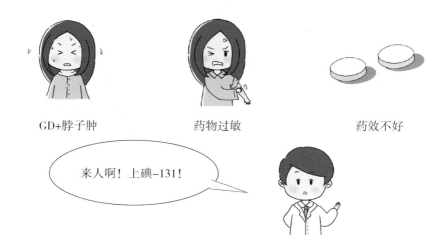

GD+脖子肿　　　　　药物过敏　　　　　药效不好

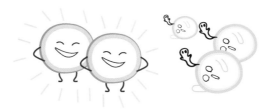

来人啊！上碘-131！

碘-131，专业名词叫作"同位素放射性碘治疗"。因为它具有放射性，对甲状腺细胞有杀伤力。碘-131到甲状腺一游，部分甲状腺细胞就片甲不留，生产激素的细胞少了，激素自然也就少了，碘-131就是利用这样的原理来治疗甲亢的。关于碘-131的种种详情，我们在下一章来详谈。

3. 外科手术

手术并非是甲亢的首选治疗方案，医生一般很少考虑用手术的方式来治疗甲亢。但它也适用于一部分朋友，如：

　　　　　　　　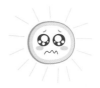

甲亢合并腺瘤　　　　　药效不好　　　　　不适合碘-131治疗

手术治疗甲亢有一定的风险，还可能存在并发症、后遗症。

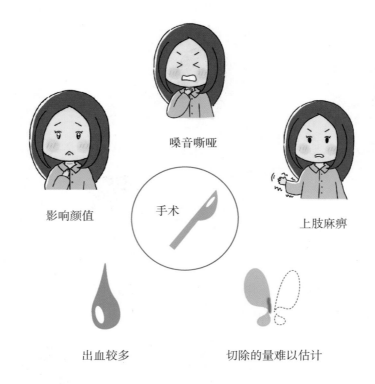

嗓音嘶哑

影响颜值

手术

上肢麻痹

出血较多

切除的量难以估计

虽然手术并不作为首要手段来治疗甲亢，但是，当甲亢较为严重而其他方法又无计可施的时候，可以充分与医生沟通，考虑手术治疗。

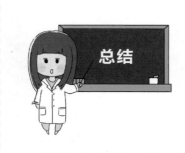

总结

1. 甲亢，就是甲状腺生产的甲状腺激素太多了。

2. Graves甲亢占甲亢的80%～85%，它是一种自身免疫性疾病。

3. 如果甲功检查报告出现T_3、T_4升高，TSH降低，就能诊断为甲亢。

4. 甲亢的治疗方案有三种，分别为药物治疗、放射性碘-131治疗和手术治疗，它们分别适用于不同的患者。

11

谈谈"核武器"
——碘-131

说到核武器，你会想到什么呢？我想，大多数人的脑子里，都会想到原子弹、氢弹，脑海里的画面，大概是这样的：

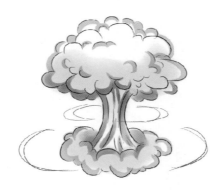

核武器固然可怕，但更可怕的，是核武器爆炸过后留下的核辐射。

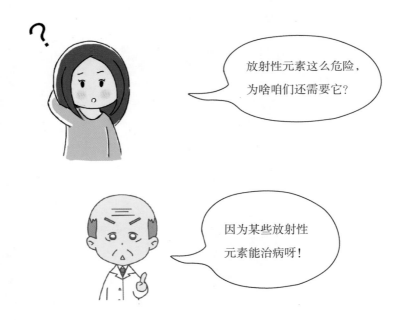

放射性元素这么危险，为啥咱们还需要它？

因为某些放射性元素能治病呀！

什么？医生你真不是在逗我？

真没有逗你！对于核医学科的医生来说，那些和我们的认知不太一样的放射性元素，正是他们治疗疾病的法宝。

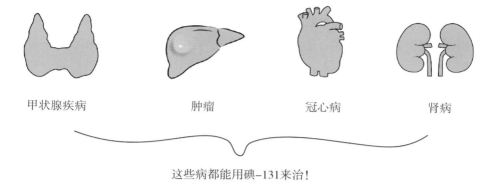

| 甲状腺疾病 | 肿瘤 | 冠心病 | 肾病 |

这些病都能用碘–131来治！

碘–131，就是核医学科医生用来治疗甲状腺疾病的"超给力武器之一"！

一、碘–131？就是碘的堂兄弟！

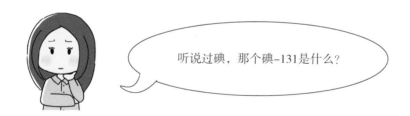

听说过碘，那个碘–131是什么？

在这里，咱们就得来简单说说初中的物理化学知识了。

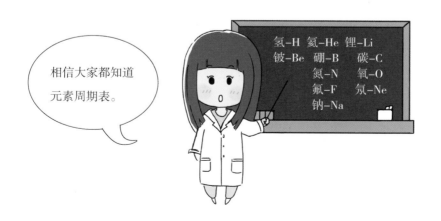

相信大家都知道元素周期表。

氢–H 氦–He 锂–Li
铍–Be 硼–B 碳–C
氮–N 氧–O
氟–F 氖–Ne
钠–Na

从化学的角度，元素就是构成一切物质的基础单位。自然界里有着许多的元素，这些元素有的是"独生子女"，有的却有"兄弟姐妹"——同位素。

尽管从化学的角度，元素已经不可拆分，但是，如果从物理的角度，元素还能拆成更小的单位——原子。如果再把原子拆开，里面是长这样的：

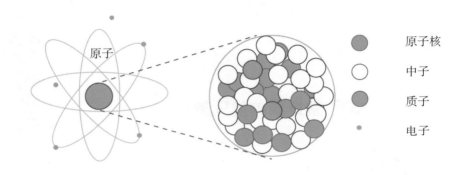

正常情况下，构成原子核的质子和中子数量应当是相等的，这样原子核才能保持稳定。可有一些原子核里中子变多了，它就会不太稳定，想方设法把多余的中子挤出来，就形成了射线。这样的过程，就叫作"衰变"。

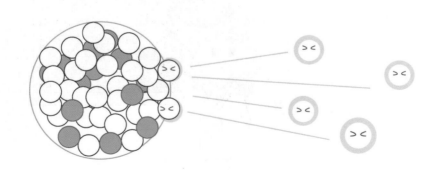

我们熟悉的碘也是一种化学元素，元素符号写作"I"。碘–131正是碘的同位素，它的中子比碘多了4个，因此，它也有与其他同位素一样的特征——有放射性。

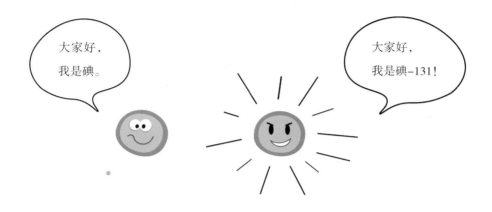

大家好，我是碘。

大家好，我是碘–131！

用碘–131来进行的治疗，也被称为"同位素放射性碘治疗"。

二、碘–131，能用来治啥病?

碘是制作甲状腺激素的原料，甲状腺组织有着一种特性，叫作"聚碘性"，也就是说，无论碘进入人体以后怎么溜达，最终大多数都会像装了自动导航似的，跑到甲状腺组织里去，碘–131也是一样的。

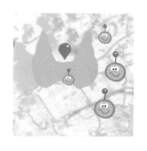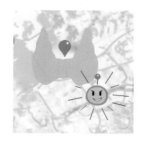

不过碘–131和碘的区别在于，它一进入甲状腺组织，它的放射线就会对着甲状腺细胞一通狂轰滥炸。

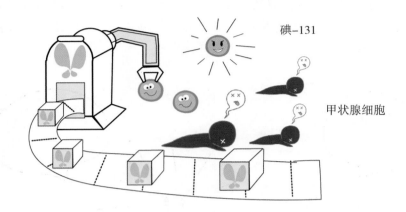

碘–131

甲状腺细胞

做激素的细胞死伤惨重，激素量自然就少了，碘–131就是这样来治疗甲亢的。

除了甲亢，它还能辅助治疗甲状腺癌全切术后的患者。注意，是甲状腺癌全切术后的患者。

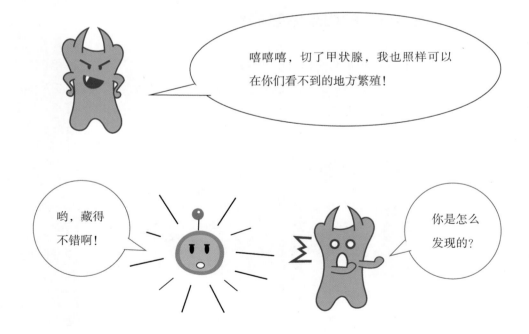

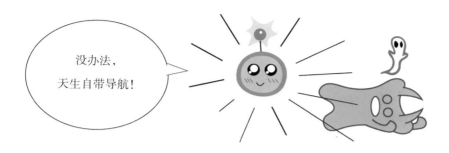

没办法，天生自带导航！

　　就像这样，医生利用碘–131就能将那些藏得深的、肉眼看不见的癌细胞扼杀掉，以避免癌症的复发。

　　不过，由于甲状腺癌的癌细胞变异程度各不相同，并不是所有的癌细胞都买碘–131的账。

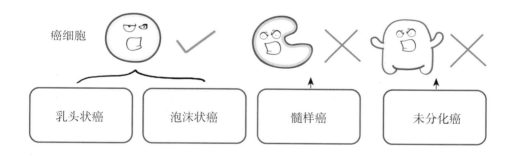

癌细胞			
乳头状癌	泡沫状癌	髓样癌	未分化癌

三、碘–131治疗，不是谁都适合！

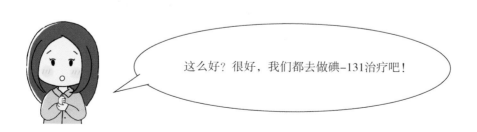

这么好？很好，我们都去做碘–131治疗吧！

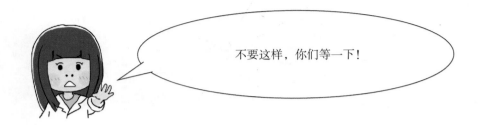

不要这样，你们等一下！

　　碘-131要是这么万能，早就"天外飞仙"啦！它不可能是一种万灵药，也不是所有人都适合。

适用人群

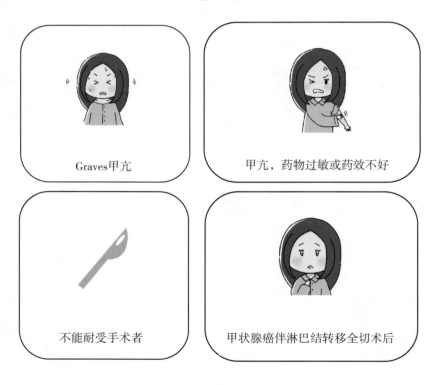

Graves甲亢

甲亢，药物过敏或药效不好

不能耐受手术者

甲状腺癌伴淋巴结转移全切术后

禁忌人群

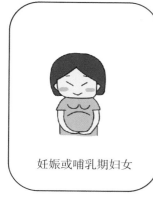

妊娠或哺乳期妇女

半年内计划怀孕妇女

怀疑甲状腺癌者

一旦怀疑是甲状腺癌，一定要明确诊断，如果确定是甲状腺癌，则要优先考虑外科手术切除甲状腺。如果全切后确认有淋巴结或其他部位转移，碘-131才会负责来进行术后清扫。

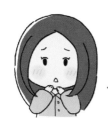

这么"残暴"的东西，我会不会整个人都不好了？
比如：

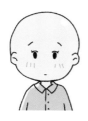

掉头发

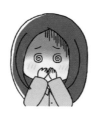

呕吐

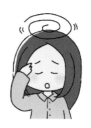

头晕

这与大家对放疗的常规认识有关。在我们的认知中，放疗，都是这样的画风：

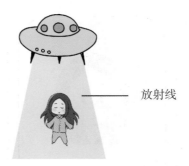

放射线

但碘–131与常规的放疗方法不同，碘–131是一种"内放疗"，简单来说，就是你得把它喝下去！

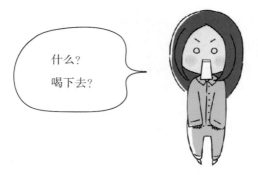

什么？

喝下去？

对的，你没看错，是把它喝下去。碘–131在衰变过程中，主要发射两种射线：γ（伽马）射线和β（贝塔）射线。

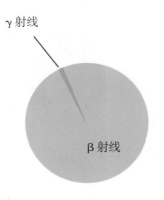

γ 射线

β 射线

β射线射程很短，只有进入人体才能发挥作用。但正因为射程短，它才既能治疗，又基本不会对周围的组织和其他器官造成影响。

四、碘-131，到底如何治疗的?

虽说碘-131的治疗，听起来就是把它"喝下去"这么简单，但其实，用碘-131治疗的过程真心一点儿也不省事!

第一步: 确定能不能用碘-131来治疗

首先，我们得先确定一下，你到底能不能用碘-131治疗。

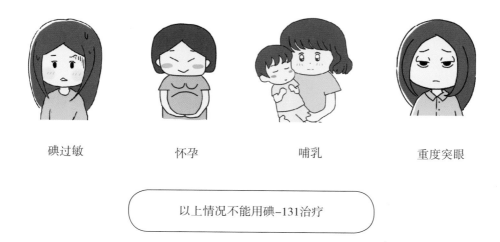

碘过敏　　　　　　怀孕　　　　　　哺乳　　　　　　重度突眼

以上情况不能用碘-131治疗

排除了这些不能用碘-131治疗的人群，你还得去做一些检查，以确认自己真的能够和碘-131"愉快玩耍"。

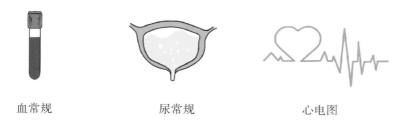

血常规　　　　　　尿常规　　　　　　心电图

第二步：算算"摄碘率"

既然大家都对要用碘-131治疗这件事情没有什么异议了，那么我们就该来讨论一下：碘-131，你要喝多少？

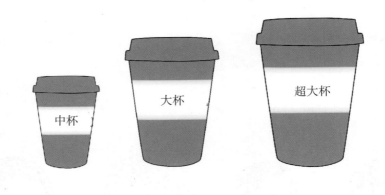

为了喝对合适的剂量，还得做相关的检查。

ECT

摄碘率检查

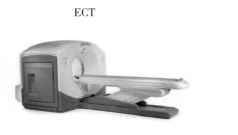
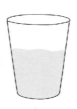

了解甲状腺整体情况

了解甲状腺吸碘情况

医生通过检查计算所需要的碘-131的量，避免过少或过多，保证疗效又不伤害甲状腺。

第三步：做之前，遵守这些"前规则"

如果你顺利通过前两关，那么在这里，就可以开始准备工作了。

首先，你要和碘"分手"。所有含碘的食物或者用碘盐加工制造的调味料，能忌的都尽量忌。

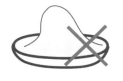

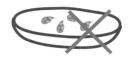

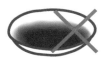

碘盐　　　　　　　　　　海产品　　　　　　　用碘盐加工的食物

其次，你要和药物"分居"。主要是含有碘的药物如胺碘酮，以及抗甲状腺药物。不过，不同的人停药时长不同，具体停多久，必须听医生的！

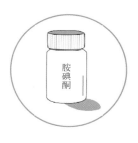

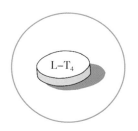

胺碘酮　　　　　　　　　甲状腺疾病相关药物

第三，你要和家人"隔离"。用碘-131治疗可能需要住院一段时间或与家人隔离一段时间，因此，要提前准备好患者单独使用的各种生活用品。

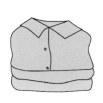

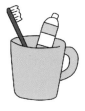

换洗衣物　　　　　　　　清洁物品　　　　　　　碗筷

第四步：喝碘

前期的准备工作做好了之后，接下来就开始喝碘治疗啦。

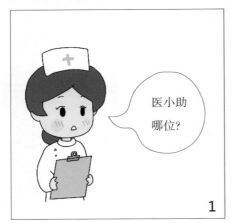

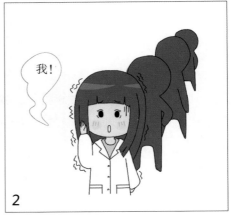

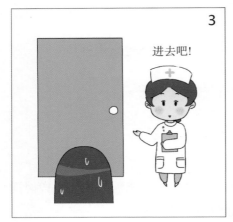

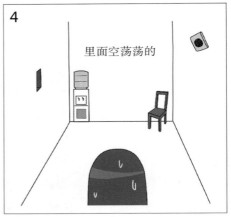

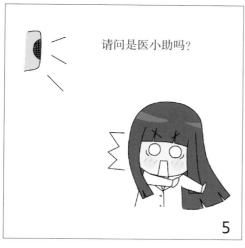

请问是医小助吗?

5

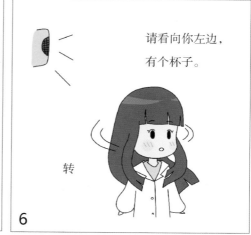

请看向你左边,
有个杯子。

转

6

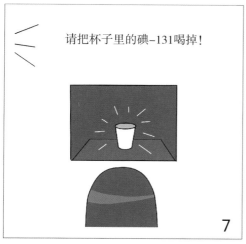

请把杯子里的碘-131喝掉!

7

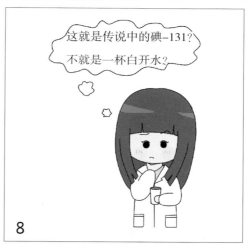

这就是传说中的碘-131?
不就是一杯白开水?

8

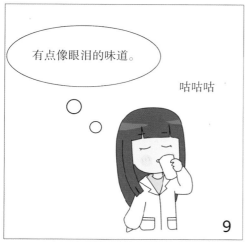

有点像眼泪的味道。

咕咕咕

9

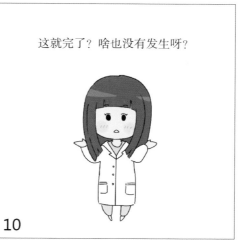

这就完了? 啥也没有发生呀?

10

喝碘的过程，如大家所见，真是一点也不复杂，和喝一杯水没有什么太大的区别。相比之下，喝完之后的善后工作，要麻烦得多。

首先这些事情，一定要做！

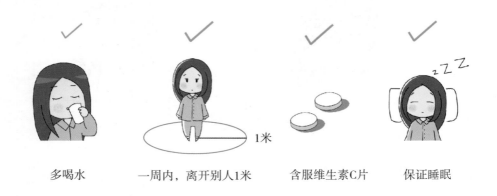

多喝水　　　　一周内，离开别人1米　　　含服维生素C片　　　保证睡眠

还有这些事，一定不能做！

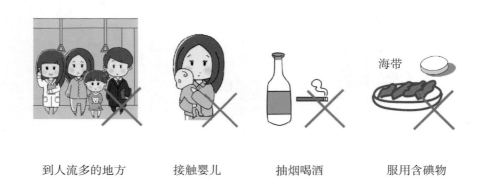

到人流多的地方　　　接触婴儿　　　抽烟喝酒　　　服用含碘物

由于碘–131的物理半衰期是8天，大概40天后，人体内碘–131的含量就微乎其微了。因此，在碘–131治疗后，只要离开成人1米以外，都不会有太大的影响。至于婴幼儿，千万控制住，一个月以后再去亲亲抱抱表达爱意吧！

第六步：治疗完了，别忘复查！

碘-131治疗

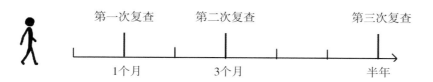

第一次复查　　　第二次复查　　　　　　第三次复查

1个月　　　　3个月　　　　　　　　半年

如果每一次的复查结果都很正常，那么周期可以慢慢变成半年、一年。不过，如果出现不舒服，如怕冷、反应迟钝、不想动等甲减症状，要赶紧回到医院找医生复查哦！

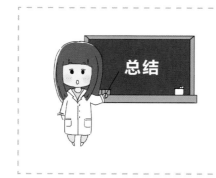

总结

1. 碘-131是碘的同位素，它具有放射性。
2. 碘-131的放射性基本不会对其他的组织、器官造成影响和危害。
3. 碘-131多用于治疗甲亢及甲状腺癌全切术后的辅助治疗。

12

甲状腺生病了，也可以
做一个快乐"吃货"

人生第一大事，莫过于吃！可是当甲状腺生病了，"吃"就会从享受变成纠结。那么，到底怎么做才能继续做一个快乐的"吃货"？在这一章，我们就来聊聊吃的那些事儿。

一、什么是碘?

　　碘是一种微量元素，它存在于自然界的每一个旮旯里，最喜欢聚居在食物里。

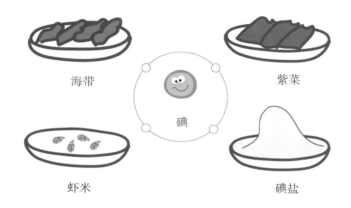

海带　　　　　　　　　　　　　　　紫菜

碘

虾米　　　　　　　　　　　　　　　碘盐

这些食物都是碘的"大本营"

　　当然了，看到这里，地球人都知道碘跑到人体里来，是要去甲状腺里报到，把自己给做成激素的。但是，碘作为一种微量元素，人体的需要量并不大，于是第二个问题就来了。

二、碘，到底要吃多少?

　　生产激素是个技术活，关键是碘的摄入量要合适，推荐的碘摄入量为每人每天150～300μg，这是很少的剂量。人体如果长期吃不够碘，或每天吃超过1000μg的碘，就会出现甲状腺的异常。

碘太多   碘太少

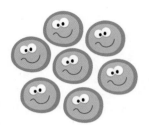

甲状腺负担太重   容易导致大脖子病、甲减等

所以，在碘盐普及以前，甲状腺疾病的高发地区常常是缺乏碘的内陆山区，以及日常饮食顿顿离不开海产品的沿海地区。但是到现在，甲状腺疾病的高发与碘的关系已经不再像过去那么直接且密切了。

三、健康人，咋吃碘?

然而不可否认的是，甲状腺的健康状况依然与碘息息相关。"江湖第一谣言"组织"朋友圈"，对于怎么吃碘的问题，是这样说的：

谣言君

真的呀！！！

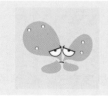   加碘盐是导致甲状腺癌元凶！
                              可把老百姓害苦了！

1分钟前

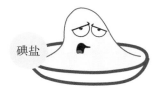

碘盐

> 没有证据就说我致癌，我告你诽谤！

在世界范围内的甲状腺专科医生都公认这样一个事实：加碘盐与甲状腺癌之间，没有直接关系！我们不妨来做一个算术题：

Q 按国家规定，每克盐里有20~50μg碘，如果每天吃盐不超过5g，那么我们每天从盐里吃进的碘是多少？

A 答：100~250μg碘。对于一个健康人来说，这是正常的碘需求量，不会对甲状腺健康造成危害。

实际上，在普及加碘盐后，因缺碘导致的大脖子病、儿童呆小病等的发病率直线下降，甲状腺癌的发病率有所上升，但这多与甲状腺超声水平的进步有关。此外，未分化癌的比例大幅度下降，而治疗预后效果较好的乳头状癌比例上升。因此，食盐加碘对于甲状腺疾病的预防有着积极的作用。

当然，大多数国人吃东西口味都很重，尤其是北方人。因此，在批判食盐加碘之前，不妨按照中国营养学会的推荐，将食盐的摄入量控制在每天5g以下，反而更有益健康。

但是，在吃碘的问题上，总有一些特殊人群是很任性的：

孕妇

一份碘供给两个人，所以，为了聪明的宝宝，孕妈妈应当适当多吃一些海带、紫菜等富含碘的食物。

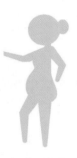

胖子

人的体积大了，代谢需要的原料——碘当然也要增加，每周增加一顿海带汤，想必也是极好的！

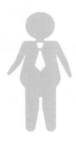

青少年

生长发育期，需要更多的生长激素。偶尔吃点海苔作为零食，亦是不错的选择。

除了上述特殊人群外，还有一些特殊地区如内陆、山区容易摄碘不足，加碘盐和高碘食物，两手抓，两手都要硬！沿海地区则容易摄碘过多，可选择少吃盐或低碘盐，并适当减少食海产品。

内陆、山区　　　　　　　　 沿海地区

 ＋ 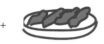　　　　　　 ＋

加碘盐　　　　多吃高碘食物　　　　　低碘盐　　　　少吃高碘食物

四、高碘食物，都有啥?

说了半天的高碘食物，到底啥才是高碘食物? 我们总结了一些含碘量较高的食物供大家参考:

食物/100g	碘含量/μg	含碘指数
裙带菜（干）	15 878	★★★★★
紫菜（干）	4334	★★★★☆
海带（鲜）	923	★★★★
鸡精	766	★★★☆
海参	600	★★★☆
虾皮	346	★★★
虾酱	166.6	★★☆
虾米	82.5	★★
可乐	68.4	★☆

以上数据来自《中国食物成分表（2004）》。

需要特别说明的是，并非鱼、虾、蟹都含有丰富的碘，关键看其是否产自海中。如果是河鱼、河虾、河蟹（如阳澄湖大闸蟹）等来自淡水湖、淡水河的生物，体内碘含量都很少。即使是海产品，含碘多的也是带壳的生物如海虾、海蟹、海贝，以及海带、紫菜、海藻等海中植物，海鱼是海产品里的异数，它的含碘量实际上并没有那么高。

五、甲状腺疾病患者，咋吃碘？

相比健康人，甲状腺疾病患者对吃碘就有了更多的纠结，不过其实只要掌握一些原则，也并没有那么复杂和困难。

1. 甲亢患者 ［少吃碘］

甲亢患者，无论是何种甲亢，都要少吃碘。否则原料一多，甲状腺生产出的激素又会"爆表"。

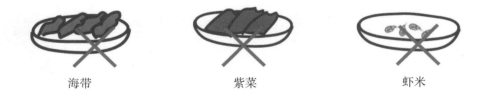

海带　　　　　　　　紫菜　　　　　　　　虾米

除了严重的甲亢，以及碘-131治疗前需要严格忌碘外，其他时候，对于普通的甲亢患者来说，能少吃就尽量少吃。但这也不代表吃一口就会发生什么严重的后果，实在不必过于焦虑。

2. 缺碘性甲减患者 ［补碘］

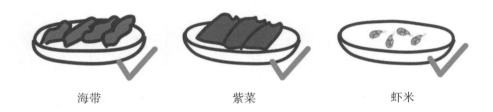

海带　　　　　　　　紫菜　　　　　　　　虾米

对于因缺碘导致甲减的患者来说，工厂原料不够了，多补充碘才是王道！

3. 甲状腺炎 [随机应变]

无论是桥本甲状腺炎还是亚甲炎，都是画风比较分裂的甲状腺疾病，它们可能存在甲亢期—正常期—甲减期这样的变化，因此碘的摄入方式也要根据病程的不同而变化。

当处于甲亢期时，饮食原则参考甲亢，应当尽量减少碘的摄入。而当处于甲减期的时候，则不必补碘，正常饮食即可，这是因为甲状腺炎的甲减并不是因为缺碘，而是制造激素的甲状腺细胞大面积阵亡导致的。这时候如果补碘，反而可能加重甲状腺的负担。有部分医生认为甲减期也应该限碘，但目前由于没有明确的研究数据和指南来支持该种说法，因此大部分医生认为，甲减期只要正常饮食即可。

4. 甲状腺癌术后患者 [看切了多少]

全切除，少吃碘

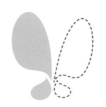

部分切除：正常吃碘

如果甲状腺全切还大量吃碘，这些"无业游碘"就容易影响身体"治安"！但如果是部分切除，碘依然可以作为制造甲状腺激素的原料，只要正常饮食就行！

5. 甲状腺结节患者 [关键看甲功]

甲状腺有结节的患者到底要多吃碘还是少吃碘，关键看甲功。只要甲功是正常的，就可以正常饮食，想吃什么都可以，只要别过量就好。如果甲功不正常，则按照甲亢或甲减的原则吃碘即可。

六、手术后，"发物"能不能吃？

据说，"发物"这种东西，能让伤口难愈、疾病复发、肿瘤转移……你们确定这是在说食物，而不是什么毁灭人类的终极武器？

事实上，患者在手术过后，除了高碘食物外，并不需要忌口。术后只要均衡饮食，也可以想吃就吃。

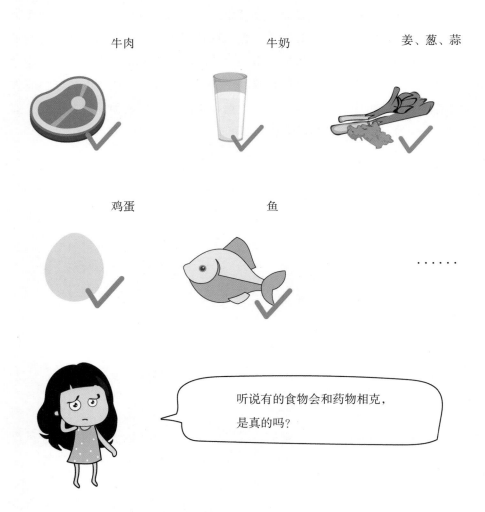

牛肉　　　　　　　牛奶　　　　　　　姜、葱、蒜

鸡蛋　　　　　　　鱼　　　　　　　　......

听说有的食物会和药物相克，
是真的吗？

治疗甲状腺疾病的药物的确和一些食物有一定的"相生相克"的关系，比如：

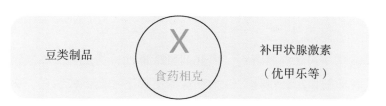

豆类制品　　　✗ 食药相克　　　补甲状腺激素（优甲乐等）

大豆类食物及其制品与甲状腺激素属于"天生冤家"，相互看不顺眼。大豆类食物及其制品可能在一定程度上影响甲状腺激素的吸收和发挥，因此，在吃药前后半小时，最好不要喝豆浆、吃豆腐一类的食物。

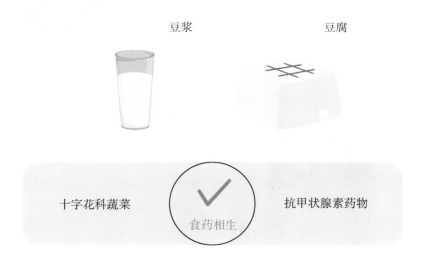

豆浆　　　豆腐

十字花科蔬菜　　　✓ 食药相生　　　抗甲状腺素药物

而十字花科蔬菜中有一种名为硫苷的成分，它有类似抗甲状腺素药物的效果，能够给药物帮点小忙。比如下面这些都是十字花科蔬菜：

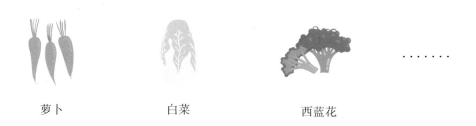

萝卜　　　白菜　　　西蓝花　　　……

所以，对于甲亢患者来说，可以多吃一些十字花科蔬菜，甲减患者则可以适当少吃。

需要强调一句江湖名言："离开剂量谈毒性，都是耍流氓！"我们说的拮抗或者辅助作用，都建立在大剂量的前提下才会比较明显，按照人正常的食物摄入量，无论是正面还是负面效果，都微乎其微，所以大家也不必对此过于纠结。

实际上，"吃"对甲状腺疾病并没有那么重要，保持好的心情，不要老是压力山大更加重要。想要保护甲状腺，记得八字"秘方"：放松心情，均衡饮食！祝你与我一起，做一个快乐的"吃货"！

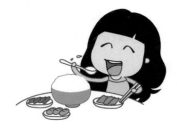

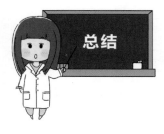

总结

1. 甲亢患者应尽量减少碘的摄入，严重甲亢及需要用碘-131治疗的患者应严格忌碘。

2. 缺碘性甲减患者需要补碘，但甲状腺炎导致的甲减患者正常饮食即可。

3. 有甲状腺结节的患者，只要甲功正常，就可以正常饮食。

4. 甲状腺癌术后患者，全切的话需要减少碘的摄入，部分切除者则可以正常饮食。